协和
星原计划

协和星原计划

U0236786

编著／林燕 姚儒

与乳协老

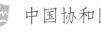
中国协和医科大学出版社
北 京

图书在版编目（CIP）数据

与乳协老 / 林燕，姚儒编著. —北京：中国协和医科大学出版社，
2024.3

ISBN 978-7-5679-2328-7

Ⅰ . ①协… Ⅱ . ①林… ②姚… Ⅲ . ①乳房疾病－诊疗
Ⅳ . ①R655.8

中国国家版本馆CIP数据核字（2023）第230630号

编　　著	林　燕　姚　儒	
策　　划	杨　帆	
责任编辑	沈冰冰	
插　　图	张欣然	
装帧设计	邱晓俐	
责任校对	张　麓	
责任印制	张　岱	
出版发行	**中国协和医科大学出版社**	

（北京市东城区东单三条9号　邮编100730　电话010-65260431）

网　　址	www.pumcp.com
印　　刷	北京天恒嘉业印刷有限公司
开　　本	710mm×1000mm　　1/16
印　　张	8.5
字　　数	100千字
版　　次	2024年3月第1版
印　　次	2024年3月第1次印刷
定　　价	59.00元

（版权所有，侵权必究，如有印装质量问题，由本社发行部调换）

前 言

2020年开始，乳腺癌成为世界上第一大癌种，患病人数居各类恶性肿瘤之首。同时，乳腺癌也是中国女性最常见的恶性肿瘤，每年有42万人新发乳腺癌，有12万人因乳腺癌而离世。

面对这些愈发沉重的数字，所幸还有许许多多的人都在共同努力与之抗争，使得近20年来的患病后生存率不断提高。这其中有不断研发新药物、新靶点的科研工作者，有呼吁全社会关注、提倡早诊筛查的媒体工作者，更有那些永不放弃、勇敢面对的患者。

在门诊，经常碰到一些可爱的姑娘们、阿姨们，用网络搜集来的资料甚至是专业文献和我们交流，让我们内心触动很大——我们应该更加努力地多提供一些简单而科学的方式让她们获得专业知识，这便是这本科普小书的由来。

恰值北京协和医院开展星原计划之际，希望借助媒体的原野，以星星之力传播科普知识，星火燎原，造福全社会。我们有幸借助星原平台出版这本书，希望能够深入浅出地传递科学防治乳腺癌的专业知识，为广大女性尤其是老年女性，提供一本可读、易读的乳腺科普书籍。

本书分为"与卿相伴"和"与乳协老"两部分。前半部分"与卿相伴"意为陪伴您身边的口袋书医生，为您讲述临床常见的乳腺良恶性疾病和相关防治知识；后半部分"与乳协老"将着重介绍老年乳腺癌这个以往关注度不高的话题，为老年女性朋友提供更多关爱。

2023年11月

基金项目：中央高水平医院临床科研专项重点培育计划

2022-PUMCH-C-066

目 录

第二部分　与乳协老　共同关心、关注老年乳腺癌

与卿相伴
了解乳腺结构和常见疾病

1. 了解乳腺结构

生活中，我们更多使用的是"乳房"这个词，乳房这个性征器官代表着女性之美，但其实乳房更重要的功能是哺育后代，也就是产生乳汁、输送乳汁。产生乳汁对应的是生产部门，即乳腺小叶；输送乳汁对应的是运输部门，即乳腺导管，乳腺导管像河流一样，从四周的边疆地区向中央的乳头部分汇集、增粗，最终有15～20支河流汇集并开口于乳头，哺乳时乳头的闸门打开、乳汁泌出。由此可见，在外形美观的乳房中的主要职能部门就是乳腺小叶和乳腺导管，我们就把乳腺小叶和乳腺导管合称为乳腺组织。乳房结构除了乳腺组织，还有维持外形挺拔的结缔组织，以及皮肤组织、脂肪组织等（图1）。

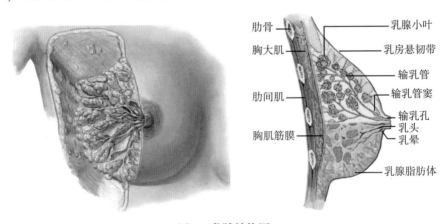

肋骨　胸大肌　肋间肌　胸肌筋膜　乳腺小叶　乳房悬韧带　输乳管　输乳管窦　输乳孔　乳头　乳晕　乳腺脂肪体

图1　乳腺结构图

因为乳腺组织是乳房中最主要、也是最重要的结构，所以乳房疾病也最常发生于乳腺组织。当然，其他部分如皮肤组织、脂肪组织也会得相应的疾病，如基底细胞癌、黑色素瘤、脂肪肉瘤等，但都很少见。准确地说，乳房疾病包括了乳腺疾病和发生在乳房部位的其他组织的一切疾病。但生活中，甚至在医疗工作中，有时会将这两个词混用，说乳房肿瘤大家也明白主要是指乳腺肿瘤。

以上讲的是乳房的内在结构，而我们能够直接肉眼观察到的其实是乳房的外在形态，也就是乳房皮肤和乳房外形。

首先说乳房皮肤。乳房的皮肤和我们全身的皮肤一样，其实是皮肤科医生的管辖地，其他部位发生的湿疹、过敏等皮肤疾病表现在这里都可能发生，治疗也和其他部位的治疗方法相同。但有一个特殊的区域，那就是乳房中央的乳头乳晕复合体。从青春期乳房发育开始，随着乳房增大，乳头和乳晕在逐渐增大，颜色也逐渐加深。乳头乳晕处的皮肤皮脂腺发达，油脂分泌旺盛，乳晕处可以看到米粒大小的皮肤凸起，那是皮脂腺的开口，称为"蒙氏结节"（图2），常常有女性朋友以为皮肤出现问题长了东西，其实是我们乳晕皮肤的正常结构。但是，如果乳晕处的

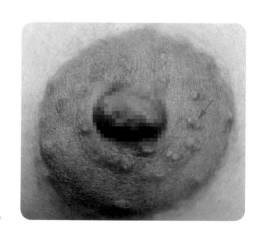

图2 蒙氏结节
注：箭头所指为蒙氏结节。

皮肤反复发生湿疹、乳头出现非哺乳期时的"出水"等情况，就有可能是疾病状态了，后面的疾病部分会详细讲解。

再说说乳房外形。从青春期开始，乳房逐渐发育，直至发育成半球形。但每个人受先天的基因以及后天的饮食、锻炼等因素影响，可能发育成的乳房外形不尽相同，或者说有相当比例的东方女性乳房外形不够丰满挺拔，甚至有的女性为此就医。如果还处在发育期，均衡的饮食、适度的锻炼有助于乳房的良好发育；如果已经过了发育期，适度锻炼胸部肌肉可以使乳房外形有所改善。其实，从美学角度来说，乳房美学首先考虑的并非体积大小，而是乳房的对称性，这同样也是乳腺外科医生最关心的形态学问题。乳房如果出现了明显的双侧不对称，而且愈发明显，是需要就医检查排除肿瘤因素的。当然，正常人群也会出现轻度的双乳不对称，多数从青春发育期就开始出现，这就像我们的眼睛可能一大一小，我们的左右脚有大有小一样，是人体的正常发育形态，不必过度紧张。

2. 不是疾病的"疾病"——乳腺增生

乳腺增生，可能是我们听到最多的乳腺"疾病"名称了，无论是在医疗机构里，还是在体检机构里，它还有很多其他名字，如"乳腺纤维囊性变""乳腺纤维囊性病"等。但其实，乳腺增生并不是疾病，更应该称它为一种症状，或者一类症候群。从病理角度来说，增生是指乳腺的导管上皮增殖或者小叶组织增厚（图3），既然增生是病理医生在显微镜下才能观察到的，又如何能仅凭触诊或者超声检查明确诊断呢？从生理角度来说，乳腺组织（前面提到的导管和小叶）是受雌激素和孕激素调控的，这两个激素的波动，尤其是不协调的波动，就可能造成乳腺组织的增厚、增殖，从而呈现出乳腺的不均质状态，临床表现为乳房的胀痛、触诊时的包块感、超声显示的腺体结构不均。因为几乎所有女性都可能经历紧张、压力、休息不好等外界干扰，使得雌激素、孕激素水平发生波动，所以从这个角度来说，几乎所有女性都可能出现乳腺增生的表现。

导管上皮增生　　　　　　　　　小叶上皮增生

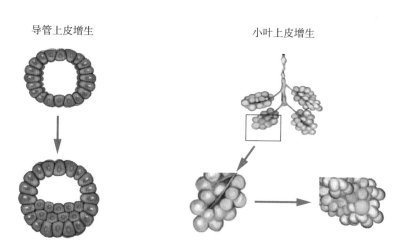

图3　乳腺导管上皮增生和小叶上皮增生的示意

既然乳腺增生的源头是激素水平的波动，那么，减轻乳腺增生症状的最好方法也就是避免或者降低雌激素、孕激素的波动，最经济有效的方法是情绪调控、自我纾解。在我们的专科门诊中，有将近一半的女性是因为乳腺增生的症状来就诊的，简单说就是主诉一个字是"疼"，三个字是"各种疼"，胀疼、针刺样疼、不能碰的那种疼、带着后背也疼。用最朴素的认知来看，疼，尤其是只有一侧疼，那一定是出了什么问题，所以疼会引发更紧张的情绪，导致疼痛不易缓解。当我们用上面的知识"话疗"后，多数女性能够理解，也会反馈确实是在紧张生气后容易出现乳房痛的情况。其实，如果能做自己情绪的主人，主动调控情绪，那么减轻的不止是乳房的疼痛，还有生活中的各种痛。所以，面对生活中的各种压力，有人唱歌、有人跳舞、有人跑步、有人打球、有人干家务、有人看小说，爱自己便去努力寻找自己的减压方式，以多种方式舒缓紧张情绪、放松心情。如果自我救赎的方法都尝试且无效且愈发疼痛，那就来找医生吧。既然乳腺增生的本质是雌激素、孕激素的波动，那么降低激素水平使得波动被局限在一个较低的范围内，也是一个治疗方法，基于任何药物都有一定的毒副作用，而且用在一个不是疾病的"疾病"上，还是建议把药物治疗放在最后考虑吧。

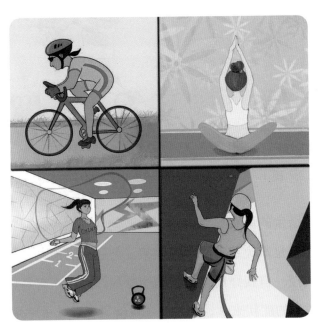

关于增生，还有一个大家更为关心的问题，那就是乳腺增生和乳腺癌的关系，换句话说，乳腺增生会不会变成癌？很多人在听到医生说"不会""没关系"这样的回答时，困扰多日的乳腺疼痛瞬间就没那么痛了，因为压力一下子就减轻了。笼统地说，乳腺增生确实和乳腺癌没有关系，因为乳腺增生是原住民长胖了，增厚了，而乳腺癌是石头缝里蹦出了坏人，是个新出现的坏分子。但从严格意义上讲，回答这个问题需要加一个状语，那就是"除了不典型增生，其他的增生与乳腺癌的发生没有关系"。不典型增生是一种特殊类型的增生，是一个必须经过病理医生镜下诊断的真正的疾病，而且是一种癌前病变，这意味着假以时日它一定会变成乳腺癌。不典型增生往往是在做乳腺包块或乳头溢液等手术时被发现，它并不是增生时间长了就可以转变成的，这和我们平时经常提到的那个增生完全不同，二者之间也没有必然联系。

3. 年轻女性出现乳腺包块，最常见的病因是纤维腺瘤

每年高考结束的时节，诊室里就会来一批18岁左右的小姑娘，带着她们那隐忍多年的乳腺包块（也可以表述为乳腺结节，意义完全相同）要求手术治疗，这种情况下99%的诊断都是乳腺纤维腺瘤。或者反过来说也对，乳腺纤维腺瘤最常见的发病人群就是年轻女性，表现为无痛、

质韧的活动性肿块。用医学术语来说就是活动性佳，在姑娘们的描述中，就是"像有一个乒乓球滚来滚去"。如果在手术中取出这个纤维腺瘤，有些胆大心细的姑娘会要求看一看，她们都会众口一词地描述为"鸽子蛋"或者"小鸡蛋"（图4）。纤维腺瘤之所以会呈现为光滑的小球，是因为良性肿瘤的生长方式被我们形容为膨胀性生长，以区别于恶性肿瘤的侵袭性生长。纤维腺瘤的表面一般都有一层纤维包膜，就像鸡蛋壳里面的那层膜一样，不过更厚些，使得手术医生能够清楚看到纤维腺瘤的边界，把它完整地取出而尽量不伤及周围的腺体组织。

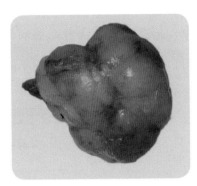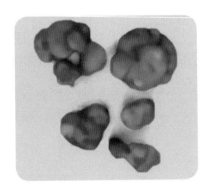

图4　乳腺纤维腺瘤的照片

关于乳腺纤维腺瘤的发病原因，一般认为与雌激素作用活跃有密切关系，因为它好发于性功能旺盛时期（18～25岁），而且动物实验证明雌激素注射可以促进其发病、增长，所以学者们提出雌激素在乳腺纤维腺瘤发病中起重要作用。但是，年轻女性的雌激素水平整体来说都比较高，为什么有人得病、有人不得，一侧乳腺得病、另一侧不得呢？这是因为每个人的腺体组织，甚至同一个人的不同腺体组织在雌激素刺激下的反应性不同。所以，经常有小姑娘的妈妈问，为啥自家的闺女会得纤维腺瘤，是不是饮食习惯不好？是不是不能吃辣的？是不是不能熬夜？

是不是内衣选的不合适？答案就是，跟饮食或者衣着没有直接关系。当然，不熬夜、锻炼身体、均衡饮食这些健康的生活方式是应该提倡的，从减少雌激素水平明显波动的角度来说，也是有益于乳腺健康的。因此，当妈妈们拼命眨眼睛暗示，希望医生能顺着自己的话头说出规劝女儿们的谆谆话语的时候，医生也会笑着说，熬夜不好，挑食不好，锻炼身体不仅有益于乳腺健康，更有益于整个身体健康。

最后，乳腺纤维腺瘤怎么治疗？既然前面提到纤维腺瘤和雌激素作用活跃有关，那么使用药物降低雌激素水平，让它不活跃是不是可行？答案是否定的。雌激素对于年轻女性的作用是多方面的，也是必不可少、意义重大的，而纤维腺瘤一般来说对生命或者生活质量都不构成什么威胁，为了控制纤维腺瘤而降低雌激素水平纯属本末倒置。对于乳腺纤维腺瘤，我们最常见的处理方法有两个：观察或者手术。一个年轻女性，自己摸到一个2cm大小的光滑结节，临床初步考虑纤维腺瘤可能性大，医生给出最常见的处理意见就是观察，根据乳腺影像报告和数据系统（Breast Imaging Reporting and Data System，BI-RADS）分级（下一节详细讲）观察的时间一般为3个月到半年。如果观察过程中，结节增大得比较快，或者结节的形态不好，或者结节的血流丰富，医生就可能会建议手术切除，因为以上三点其实在提示结节可能出现了增长活跃，而增长是否活跃是良恶性肿瘤之间最本质的区别。这个时候很多人都会问，那就在一开始发现的时候把结节切除，何必要观察等待到增长活跃的时候再切呢？很多人都会说，我想切除这个结节，因为觉得结节就是一个定时炸弹。其实，绝大多数结节都不会发展为乳腺癌，或者说乳腺纤维腺瘤发展为乳腺癌的概率和周围腺体发展为乳腺癌的概率没有明显差别，所以定时炸弹的想法并不准确。

4. 学会看超声和钼靶的报告单

　　我们把用手来触诊乳房做检查称为物理检查，用超声、钼靶、磁共振等仪器来检查乳房称为辅助检查。顾名思义，辅助检查就是在医生诊断过程中起一个辅助作用的检查。因此，经常有人提出给我做个最贵的检查，能确诊的那种。第一，不是越贵的检查越准确；第二，辅助检查不能用来确诊，只是辅助；第三，确诊就是确定诊断，以目前的医学水平确诊的唯一途径是病理诊断，无论是采用穿刺的方法还是切除的方法，取到组织送病理检查；第四，和确定诊断相对应的词叫做初步诊断，或者说临床诊断，意思是医生根据所有的检查做出的初步判断，这个倒是可以通过辅助检查获得的。

　　乳腺专科的辅助检查可以采用超声、钼靶、磁共振成像（MRI）、CT、PET-CT，等等，根据临床的初步判断，对不同的人群采取不同的检查手段。这其中最基本、最常用的辅助检查手段就是超声和钼靶（图5、图6）。门诊经常有人问，"医生，超声和钼靶都是看乳腺的，是不是做一个就可以了？是做超声好还是做钼靶好？"我们经常打一个比方，超声和钼靶犹如饭和菜，对人体来说都是必需的，它们从不同的角度来检查，提供的信息也是不完全相同的，需要彼此补充才能形成一个比较准确的初步诊断。

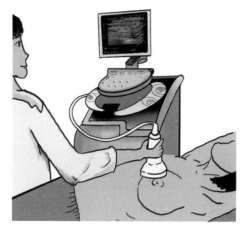

图5 乳腺超声检查

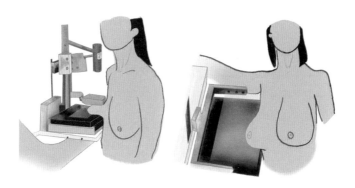

图6 乳腺钼靶检查

　　首先说超声检查，如果超声检查发现了一个乳腺结节，首先会显示这个结节是无回声或低回声，分别对应囊性结节和实性结节，然后显示结节的形态是否规则，血流是否丰富，是否呈现纵横比大于1的生长方式，是否伴有钙化。除了描述以上信息，超声诊断科的医生会在结论处给出初步诊断意见，比如"右乳实性结节，恶性可能性大"等字样。但是，语言是一门博大精深的艺术，就算临床医生面对"良性不除外""恶性不除外""有恶性可能"这样的字眼时也会迷茫，不除外的意思究竟是可能性大还是不大？于是，BI-RADS分级系统应运而生（表1），它让全世界、全人类的语言系统失色，统一为0～6级的分级系统，无论母语为何种语言，只需要一个数字，一切了然于胸。

表1 BI-RADS分级和意义

分级	意义
0级	需其他影像学检查进一步评估（评估不完全）
1级	未见异常
2级	考虑良性病变，建议定期随访（如每年1次）
3级	良性疾病可能，但需缩短随访周期（如3～6个月1次），这一级恶性的比例小于2%
4级	考虑恶性病变可能，根据不同分级，建议活检明确 4a级：低度可疑恶性（2%～10%） 4b级：中度可疑恶性（10%～50%） 4c级：非典型恶性征象（50%～95%）
5级	高度怀疑恶性，临床应采取适当措施（95%以上是恶性）
6级	已经有病理证实为恶性病变

表1使得全球的医学工作者都有了更为客观的语言表达方式。但凡事没有绝对，客观的表达有可能有模糊的定义或者模糊的解释。例如4a级表述为恶性可能在2%～10%，4b级表述为10%～50%，那么这个恶性风险需不需要做手术？首先，面对同一个结节，不同的超声诊断医生可能给出不完全一样的结论，可见诊断结论是有主观性的，受医生专业水平影响比较大；其次，4级的表述本身就说明诊断存在一定难度，如果是4b级，患癌风险已经接近50%，比较明确地表达了诊断科医生建议手术或者取病理，如果是4a级表述的是风险处于边界状态，是否需要进一步处理需要临床医生结合其他检查综合判断。不幸的是，我们在

临床常常看到4a级这样的检查结果，可以说，坐在诊室里，考试从不间断。

　　再说说钼靶检查。钼靶检查就像胸片检查一样是站立位的，也是通过放射线来给乳房照片子，不同的是胸片通常照正位和侧位，乳房的片子呈现的是轴位和斜位，轴位就是上下夹住乳房照片，斜位是内外侧夹住乳房照片。所以，完成乳房钼靶检查后获得的是四张片子，分别是左乳的轴位和斜位片、右乳的轴位和斜位片，看片子的时候是把两侧的片子放在一起对照着看，通过比照更容易发现病灶（图7）。如果乳腺长了一个结节，超声下可能会描述为一个低回声结节，钼靶检查的描述语言是高密度影。此外，钼靶检查还会提供是否有簇状钙化、毛刺征等信息，来帮助诊断，一如超声诊断科医生的处理流程，钼靶检查完成后也会有一个BI-RADS分级结论，分级方法同表1。

　　比较来说，超声检查在形态描述上更直接，钼靶检查对钙化的显示更清晰；超声没有射线辐射伤害，可以短期内多次重复观察，甚至妊娠期女性也可以多次检查而无伤害，但是准确性依赖于检查医生的专业水平；钼靶检查可以得到像胸片那样的全貌胶片，不容易遗漏病灶，是保乳手术前的必要检查，尽管钼靶检查的X射线量很低，也不宜短期内多次重复，尤其是妊娠期女性应尽量避免采用。基于这些比较，可能更容易理解为什么超声和钼靶需要在乳腺检查中结合应用，二者彼此补充，共同为医生的临床诊断提供辅助信息。

　　近些年，MRI检查在乳腺专科中的应用逐渐增多。MRI检查比超声和钼靶都贵很多，这也是它既往在乳腺检查中应用不多的一个重要原因，但不是根本原因。MRI检查的本质是影像学检查＋功能显像，也就是既有影像、又有功能检查。但是，因为炎症性疾病和肿瘤性疾病都表现为功能活

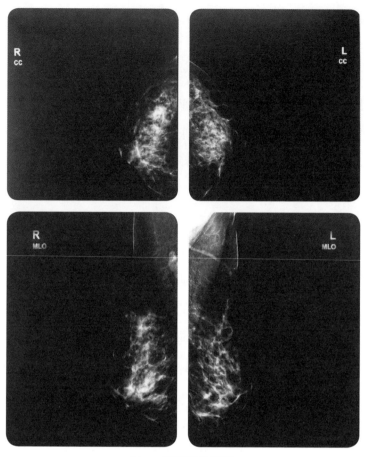

图7　钼靶片的摆放

跃的状态，MRI难以完全区分。再加上原本的超声加钼靶黄金组合已经提
供了95%的诊断准确性，留给MRI去超越的空间已经很小了，所以MRI
的价格贵并没有转化为等价的准确性提高。其实，MRI的优势在于敏感
性高，敏感性的意思是指发现别人发现不了的病灶，在这个问题上超声的
敏感性也达到了97%，也没给MRI留下太多的超越空间。综上所述，乳
腺MRI检查敏感性高，特异性不足，价格贵，检查耗时较长，定位比较困
难，所以还不能超越经典"黄金超钼"组合。结论是，做是可以做的，也

能够提供一些信息，就像多一个人商量总是好的，但是必要性不足。

CT检查在乳腺疾病的诊断中很少用到，尽管我们在门诊中时不时也会惊讶地发现有些地方以CT作为首先选择的乳腺检查方法，这显然是不专业的。在乳腺专科，CT应用于需要了解肿瘤与周围组织关系的情况。比如，肿瘤生长部位较深，感觉难以推动时，为了了解乳腺肿瘤与胸肌等胸壁组织之间的关系时可以采用CT检查。此外，在乳腺癌诊断明确时，为了了解是否存在远处转移的情况时也会采取相应部位的CT检查，如腹盆腔CT、头部CT等。

5. 什么是乳腺结节

什么是乳腺结节？乳腺结节、乳腺肿物、乳腺包块、乳腺占位，这些经常看到的词汇是不是一回事？有区别吗？

以上这四个词汇出现在乳腺专科检查中，意义是相近的，用最通俗的语言就是"乳腺长了东西"，语气中透出一种不祥的感觉。但其实，就拿最常用的"乳腺结节"这个词来说，这只是一个统称，就是乳腺检查中发现了一个"东西"，它可以是囊性的，也可以是实性的（图8）。如果是囊性的，在BI-RADS分级中是分到2级的，也就是说本质上根本没有长什么"东西"，而仅仅是导管的扩张形成了囊肿，更谈不上良性恶性了；如果是实性的，在BI-RADS分级中从3级往上的级别都可能存在，

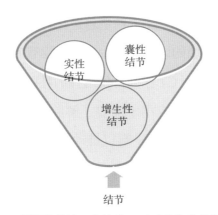

结节

图8 乳腺结节是一个统称，可以分为多种类型

但是绝大多数结节都是良性的，当然少部分有可能是恶性的。

很多女性朋友看到超声报告写着乳腺结节就会惊慌，也有很多人来到诊室的第一个问题就是"结节是什么"。其实，从上段的表述可以看出，乳腺结节是个最笼统的名称，是个大大的篮子。篮子里有囊肿，也有实性结节，有良性结节，也有恶性结节，并不是说一旦发现了乳腺结节就等于长了不好的东西。事实上，无症状的育龄女性体检人群中，超声检查发现乳腺结节的概率是50%～60%。这得益于高频超声技术的不断发展，使得结节检出率不断提高。不过，技术的进步虽然使我们更早地获知了乳腺结节的存在，带来了乳腺癌早诊率的不断提高，但同时也带来了很多担心和心理压力。女同胞要做的是，在获得科普知识的基础上，解除不必要的心理压力，积极面对、积极预防、积极治疗，便能"避其害、取其益"，做健康、智慧女人。

6. 乳头"出水"的可能病因

作为哺育后代的器官，乳房在分娩后会泌出乳汁，最初可能是水样，很快过渡到乳白色。哺乳结束，乳汁会逐渐停止分泌，但不会像水龙头一样瞬间关闭，因为泌乳也是一个复杂的生理过程，受多种激素的调控。一般情况下，停止哺乳后半年，挤压乳头也不会有乳汁泌出了。但是，少部分人群会在停止哺乳后发现水龙头一直关不严，表现为不挤的时候没有明显的乳汁，但一挤压时还是有极少量乳汁溢出，这种情况不属于疾病，是哺乳期的乳管扩张后没有很好恢复，或者叫复旧不全。应该避免孩子触摸等刺激乳头的情况，避免试探性地挤压乳头，不需要服药或者其他介入治疗。如果停止哺乳很多年，其间一直没有乳汁溢出，但近期突然出现明显的双侧乳汁样溢液，这就需要到医院就诊，做血清泌乳素等一系列检查来排除垂体泌乳素瘤的可能。

乳头"出水"对应的专业名词是"乳头溢液"（图9）。上面提到了乳汁样溢液的可能病因，其实乳腺专科医生更担心的是浆液性和血性溢液，我们把这两种溢液称为病理性溢液。浆液性溢液，表现为清清淡淡的黄色水样，如果是金黄色甚至油亮油亮的液体不能称为浆液性，如果是黏稠的甚至接近脓样的也不是浆液性溢液。血性溢液，顾名思义，感觉溢出的液体像血一样，实际上也确实是有血混杂其中，根据出血量的不同以及混杂浆液性溢液的多少可以表现为鲜血性溢液、暗血性溢液（也可以称为陈旧性血性溢液）、浆液血性溢液。其实，多数患者表现出来的是混杂情况，也就是血性溢液和浆液性溢液交替出现，或者开始表现为浆液性溢液，后来出现血性溢液。我们把这二者称为病理性溢液，是因为一旦出现这样的情况，多半是乳腺发生了疾病。因为从乳头溢出的液体都是来自乳腺导管，所以出现病理性溢液就提示乳腺的导管出现了问题，80%是导管内乳头状瘤，10%是导管癌。这两种疾病都是需要手术治疗的，无论是否能够在辅助检查和物理检查中发现病灶。也就是说，即便摸不到任何肿瘤，超声和钼靶检查也不能发现任何肿瘤，仅凭病理性溢液这一个症状表现就足以成为手术治疗的指征。

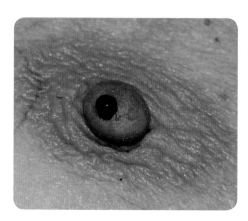

图9　乳头溢液

　　当然，大多数女性发现的溢液其实是不需要手术的。比如有些乳腺增生会表现为乳管的扩张，出现清水样的溢液，完全没有颜色，这样的溢液往往是双侧乳头都有，甚至多个乳孔都出水。还有些人近期服用药物，如激素类、抗抑郁类药物等，也可能出现双侧乳头溢液，这是药物的副作用，停药后自然停止。那么，生活中是否需要经常自行挤压乳头去观察呢？第一，自己难以掌握恰当力度，有可能造成物理损伤；第二，反复挤压乳头也是一种刺激，本来不出水反倒刺激造成极少量的液体分泌；第三，病理性溢液是比较明显的，日常生活的动作都可能会让我们发现它，比如穿脱内衣时、洗澡时、侧卧睡觉挤压时。因此，经常挤压是不建议的，但可以在每个月自行检查乳腺的时候轻轻挤压乳头观察，或者在定期体检的时候由专科医生来检查。

7. 关注乳腺的簇状钙化灶

乳腺癌最常见的临床表现除了乳腺结节和乳头溢液，还有乳腺簇状钙化灶。

乳腺出现结节，最常见的病因就是乳腺纤维腺瘤，尤其是对于年轻女性来说，而比较少见但最为严重的病因就是乳腺癌。乳腺癌的结节表现为质硬、边界不清、活动性差，一般是不伴有疼痛的。恶性结节的最大特点是生长活跃，增长很快，这也是恶性肿瘤给人类带来危害的主要病理原因。所以当初次判断结节性质有困难的时候，医生往往会嘱咐患者密切观察，或者说3个月要复查，就是通过短时间内肿瘤的增长速度来判断恶性可能性的大小。需要密切观察的结节，往往是那些没有明显恶性征象，但又存在一个或两个可疑之处的结节，用BI-RADS分级的语言来说就是3～4a级别。

有的乳腺癌是没有明确结节表现的，但是会有其他的表现形式，比如乳头溢液、乳腺钙化、皮肤改变、淋巴结肿大。

乳头溢液的表现特点已经在前面提到，我们称浆液性和血性溢液为病理性溢液，发现这样的溢液应该及时就诊，因为病理性溢液往往是肿瘤造成的，其中10%的概率是发生了乳腺癌。好在仅有溢液而发现的乳腺癌常常是非常早期的，这个时候结节还没有形成，这种类型的乳腺癌多数都是原位癌，是可以获得临床治愈的。

还有少部分乳腺癌既没有结节表现，也没有溢液表现，只是在定期体检的时候做了钼靶检查而发现乳腺钙化，将钙化灶切除后发现了乳腺癌。这种情况和前面仅有溢液的情况类似，也往往是非常早期的原位癌。欧美国家自从开始钼靶检查筛查乳腺癌以来，每年发现了大量仅有钙化的原位癌，曾一度引发了有关过度诊断和过度治疗的争论。因为有些原位癌是一生都不会进展为浸润性癌的，争论的结果是，2015年开始国外的筛查策略有了微小调整。我们国家是以超声为主要筛查手段的，描述钙化灶不是超声的强项，但发现钙化灶还是容易做到的。因此，临床超声检查发现钙化灶时，我们会开具钼靶检查来详细了解钙化灶的情况。要知道，不是所有的钙化灶都可疑，也不是所有的乳腺癌都有钙化。临床关注比较多的是成簇的钙化灶，我们称之为"簇状钙化"。

乳腺钙化是由钙盐沉积形成的，而导致钙盐沉积的成因和机制并未完全搞清楚，但多数情况与代谢相关（图10）。有时能看到沿着血管走行像铁轨一样的钙化，这常见于老年人，尤其是伴有动脉硬化的老年女性。还有一些钙化很大，呈蛋壳样、爆米花样等，这样的大钙化常常与良性疾病的退行性变有关。某些恶性肿瘤能够分泌钙盐物质，这样的钙化灶表现为小钙化、微小钙化，集中在某个区域，如果形成一小堆，我们就

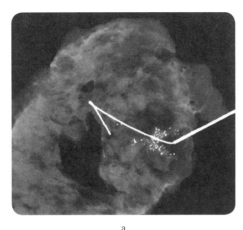 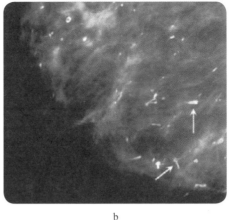

a   b

图10　乳腺钙化

注：a.切除的恶性钙化灶，带定位针；b.良性钙化。

称之为"簇状"，用医学专业语言来定义就是每平方厘米10枚以上。但是，也并非所有的簇状钙化都是有问题的，比如刚刚结束哺乳期或做过乳腺手术的女性，乳腺处于修复期，代谢相对旺盛，也可能出现簇状钙化，但往往不伴有明显结节，这时就需要过一段时间复查再看看钙化是否有减少。因此，阅读钼靶片是需要一定"功力"的，面对同一套片子，经验不同的医生有可能读出完全不同的结果。

其实，就像多数结节都是良性的一样，多数钙化也都是良性的，比如上面提到的纤维腺瘤、创伤后修复、产后修复等，只有很少数的情况下钙化是由于恶性肿瘤自身分泌或代谢产生的。

8. 乳腺癌有哪些外观改变

■ 乳房双侧外观不对称

■ 乳头凹陷

■ 酒窝征

■ 橘皮征

■ 乳头乳晕的湿疹样改变

　　得了乳腺癌，乳腺局部的皮肤，或者说乳腺外观会有改变吗？有没有皮肤改变，有什么样的皮肤改变是和乳腺结节的特点密切相关的。

◇ **乳房双侧外观不对称**

　　如果结节比较大，局部皮肤就会隆起，或者双侧外观不对称（图11）。但是，结节长大到外观都能看到的程度，一般也早就能够摸到了，更应该早在超声下发现了。所以，肿瘤长大到外观能够看到的程度，在大家的防癌意识不断加强的今天已经很少见了。但是，了解到这个知识，有意识地定期检视一下自身，也是有益无害的。

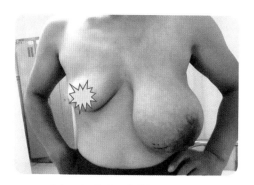

图11 乳房双侧外观不对称

◇ **乳头凹陷**

有些乳腺癌的结节生长在乳头附近，甚至就在乳头下方，癌结节的生长是侵袭性的，就可能会牵拉乳头下方的纤维韧带或者导管结构，导致乳头乳晕向下回缩，我们称之为"乳头凹陷"。但是，如果反之，出现乳头凹陷就一定是乳腺癌吗？也不尽然。有一种疾病叫做浆细胞性乳腺炎（简称浆乳），在非急性期的表现和乳腺癌非常相似，也可能会有乳头凹陷，甚至钼靶片也会显示成簇的钙化。但是，浆乳几乎都伴有非常明确而严重的疼痛发作，而且常会出现局部红肿，这是它与乳腺癌在临床表现上的最大区别。

◇ **酒窝征**

顾名思义，就像乳腺皮肤上出现了小酒窝一样，局部皮肤被向下牵拉而形成凹陷。这是因为乳腺癌结节侵犯了乳房悬韧带（又称Cooper韧带）造成的。Cooper韧带就像斜拉桥上的钢索一样，拉着乳房让它挺拔不松垮，Cooper韧带一端附着在我们胸壁表面的深筋膜，另一端附着在乳房皮肤。当肿瘤恰好生长在某一根"钢索"旁边，恶性肿瘤侵袭性生长的特性导致钢索受到侵犯、缩短，就会牵拉皮肤一起向下缩，导致酒窝征的出现（图12）。所以，出现酒窝征并不是病情到了晚期的表现，只是说明肿瘤邻近某一根Cooper韧带，并且侵犯了Cooper韧带。甚至应该说，乳房出现酒窝征也并不一定是得了乳腺癌。有些外伤、炎症等疾病也可以导致Cooper韧带缩短，出现牵拉使皮肤凹陷。所以，乳腺皮肤出现酒窝征一定要引起关注和警惕，但也不一定是出现了乳腺癌，即便是乳腺癌，酒窝征也并不是晚期征象。

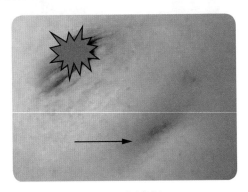

图12　酒窝征

注：箭头所指为酒窝征。

◇ 橘皮征

和酒窝征类似，橘皮征也是根据外观形象来命名的，是指乳腺的局部皮肤水肿隆起，而毛囊部分不能隆起而变成明显的小凹点，看上去像是橘子皮。局部皮肤水肿的原因是皮下淋巴管被癌细胞堵塞，造成乳房表浅淋巴液回流障碍，说明癌细胞已经离开肿瘤结节这个大本营跑到淋巴管这些公路上了。对于局部来说，这是中晚期表现。对于乳腺癌来说，有晚期和局部晚期之分，乳腺癌的晚期是指发生了远处转移，而像橘皮征这样的局部晚期只能说明局部手术有困难，和晚期乳腺癌还不是一个概念。

◇ 乳头乳晕的湿疹样改变

最后提到的乳腺癌皮肤改变是乳头乳晕湿疹样变，出现这样的皮肤改变需要警惕一类非常特殊的乳腺癌——乳头乳晕湿疹样癌，下节内容详细讲讲这个疾病。

9. 一种乳头乳晕湿疹样改变的特殊乳腺癌

乳头乳晕湿疹样癌，又称乳房佩吉特病，英文全称为Paget disease。这个病是由James Paget于1874年首先发现的，病变部位的细胞在显微镜下呈现一种特殊的形态，被称为Paget细胞，就是以发现者的名字而命名的。这种Paget细胞可以发生在乳腺，也可以发生在乳腺之外，如外阴等部位。乳房佩吉特病表现为乳头表面像湿疹一样渗出、溃疡，然后结痂、脱落，然后再渗出、结痂、脱落，周而复始，乳头就一层一层地变矮，最终乳头就没有了。因为临床表现很像湿疹，所以也被称为乳头乳晕湿疹样癌（图13）。乳房部位的湿疹不会出现乳头被侵袭直至消失的现象，所以当按照湿疹治疗一段时间不见好转的时候，一定要警惕还有这种少见的乳腺癌的可能。

这种乳腺癌发病率低，好发于中老年人，病情发展缓慢，预后非常好。最初的时候病变只局限在乳头乳晕的皮肤层内，随着病变的进展就可能逐渐向腺体层侵犯，就可能伴发出现导管内癌、浸润性导管癌，从而出现乳腺结节。所以，如果没有伴发乳腺结节的早期乳房佩吉特病预

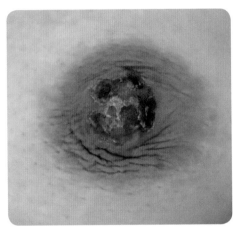

图13　乳头乳晕湿疹样癌

后是非常好的，如果伴发了乳腺结节就不是单纯的乳房佩吉特病了，就需要按照导管癌来治疗了，此时的预后就取决于乳腺结节的特点了。

10. 如何区分副乳和腋窝淋巴结肿大

　　无论是结节、溢液、钙化，或者是皮肤改变，这些乳腺癌的表现都是出现在乳腺部位的。有一类特殊的乳腺癌，表现为腋窝淋巴结肿大、转移，而乳腺完全没有任何表现，也就是说，查体摸不到，超声、钼靶看不到，甚至显微镜下都找不到癌细胞。我们把这样的乳腺癌称为隐匿性乳腺癌。隐匿性乳腺癌有的是真隐匿，就是病理科医生在所有乳腺切片上都没有找到癌细胞；有的是假隐匿，那就是术前摸不到乳腺结节，超声、钼靶、MRI、PET也都没发现乳腺结节，但是病理科医生在显微镜下发现了乳腺部位的癌细胞。对于后者而言，只要在乳腺部位找到了癌细胞，就不能称之为隐匿性乳腺癌了，只能说现有技术所限，术前没有明确发现乳腺病灶，也可能有经验的临床医生能够发现病灶。那么，乳腺没有发现病灶，为什么说是乳腺癌呢？因为腋窝淋巴结肿大，取了活检发现有癌细胞，并且经过免疫组化判断来源乳腺，也就是说没有直接证据，通过间接证据诊断为乳腺癌来源的腋窝淋巴结转移。

什么样的腋窝淋巴结肿大需要警惕隐匿性乳腺癌，或者说是需要活检的呢？对于短期内突然出现的腋窝结节，摸上去有点硬，这时不要犹豫，应该尽快到医院就诊。

发生在腋窝的结节还有一个非常常见的所谓"疾病"——副乳，是需要和腋窝淋巴结肿大相鉴别的。副乳，本质上不是疾病，而是一种发育异常，或者说发育畸形，所以又称多乳房畸形。人的前胸有两条线——乳线，在胚胎时期有6～8对乳腺分布在乳线上，随着胚胎发育只留下胸前的一对乳腺，其他的全部退化（图14）。如果其他的乳腺没有完全退化，出生后发现在胸前的一对乳房之外还有腺体或乳头，便称其为副乳。副乳可以有乳头和乳腺组织，也可以只有乳头，或者只有腺体没有乳头。最常见的发生部位就是腋窝，多数是只有腺体没有乳头的，摸上去感觉多出了一小块肉，软软的。乳腺增生时，乳腺的腺体组织有可能增厚或者疼痛，触摸有硬结感；副乳同样也可能会有增厚、疼痛、硬结感。所以，发生在腋窝的结节除了淋巴结肿大，还有可能是副乳的腺体组织。同时，发生在乳腺的纤维腺瘤、乳腺癌等，在副乳也可能发生，对应的名称是副乳纤维腺瘤、副乳癌。

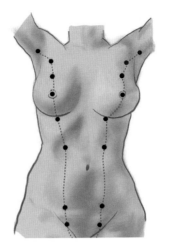

图14　乳线示意

那么，腋窝摸到结节，到底是副乳还是淋巴结呢？从层次上来说，副乳在深筋膜的浅面，腋窝淋巴结在深筋膜的深面。所以，能够看到和轻触就摸到的一般是浅层的副乳或副乳结节（图15），需要用手指向深处扣着才能摸到的是腋窝淋巴结。当然，如果淋巴结长得很大也能从体表看到和摸到，但这种情况比较少见。从形状上来说，副乳组织是一片增厚的组织，而淋巴结是圆球状、边界相对清楚的。从症状表现上来说，

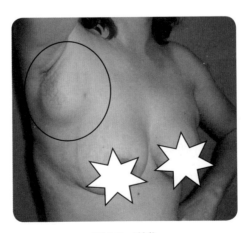

图15　副乳

副乳组织和乳腺组织有相似的表现，也可能会在经前期胀痛，在发育期、妊娠期、哺乳期明显增大，而乳腺癌导致的淋巴结肿大一般是无痛的，没有周期性变化。

这里顺带说一下，副乳一般是不需要治疗的，它只是一个未完全退化的组织，并不影响我们的生命和生活质量。但是，如果副乳组织里生长了肿瘤，或者副乳组织太大影响到生活质量了，也是需要考虑手术切除的。

综上所述，如果在腋窝摸到了包块，要警惕隐匿性乳腺癌的可能，尤其是突然出现的腋窝无痛包块。如果是青春期开始出现腋窝包块，随着体重增加包块逐渐增大，体重降低包块缩小，有时还会随着月经期出现周期性疼痛，那么副乳的可能性大。在不能确定的时候，最恰当的处理是及时就医。

11. 关于乳腺自检和定期体检的几点建议

关于乳腺的自我检查，在国外的乳腺癌筛查指南中是不建议的，理由有两个：一是自检并没有提高乳腺癌早期发现率，从而对乳腺癌的总生存率提高并无贡献；二是怕自检没有发现问题就放弃去医院的专科检查反而会不利于早期发现乳腺癌。国内的学者在制定中国指南的时候，并没有完全摒弃乳腺自检的价值，多数还是保留这一条推荐的。因为，中国的人口众多，各地区医疗水平也并不完全一致，还有很多人做不到每年到医院来接受专科检查。那么，对于没有条件完成每年到医院体检的人群，每个月一次乳腺自我检查还是有所帮助的，如果摸到乳腺包块及时就诊，就能避免肿瘤长大到无法手术的地步，做不到尽早，至少不要太晚。即便是对于每年参加有组织的健康体检的人群，每个月一次的自我检查也许帮助并不大，但至少是无害的。

做乳腺自我检查时，绝经前人群可以选择月经干净后的几天，这时的乳腺组织没有肿胀和疼痛，更方便检查，绝经后人群可以在每个月的第一天检查，这样不容易忘记。建议在洗澡时站立位检查，首先视诊，分别在双手叉腰和上举的两种姿势时观察双侧乳腺是否对称，有没有皮肤改变（如酒窝征、橘皮征），乳头是否发生了凹陷。然后触诊，将手的中间三指并拢，用中间三指的指腹轻轻用一点力推动乳房皮肤，像图16所示那样一边画圈一边移动手指，感知皮肤下方是否有包块。如果一点力都不用，感知的是皮肤下面的脂肪层，因为脂肪成颗粒状，会觉得到处都是疙疙瘩瘩的。有的人用手去捏乳腺，就会感觉到处都是包块，但

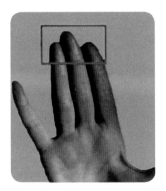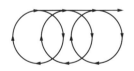

图16　触诊乳腺手法

注：检查乳腺时用中间三指的指腹，打圈按揉的方法去感知。

其实往往捏到的是乳腺组织，这样的检查手法是不正确的。检查顺序无论是按照放射状、还是画圈法，总之尽量不要有遗漏的部分。最后，轻轻挤压一下乳头，不需要很用力，有些人甚至用哺乳期挤奶的力气去挤压乳房和乳头，大可不必。

除了乳腺的自我检查（breast self-examination，BSE），定期到医院做乳腺疾病的筛查也是很有必要的。国内外的筛查指南多数都建议40岁以上的女性接受每年一次的乳腺专科检查。乳腺专科检查包括两部分，一部分是由专科医生触诊乳腺称为临床乳腺检查（clinical breast examination，CBE），另一部分是做影像学检查（也就是前面提到的辅助检查），如超声和钼靶等。那么，超声和钼靶是每次都要一起做吗？还是有主有次？中国人群的乳房和欧美国家的高加索人群的乳房有所不同，东方女性的乳房相对来说体积偏小、腺体组织致密度高、脂肪比例低。所以，欧美国家普遍采用以钼靶为主的检查手段，辅以超声检查，也就是说钼靶是必须做的，超声检查视情况而定。而我国的乳腺癌筛查指南则建议以超声检查为主、钼靶为辅，尤其是40岁以下的女性，如果想做乳腺筛查应该采用超声检查，只有在临床怀疑有乳腺癌风险时辅以钼靶检查，而40岁以上人群则采用超声和钼靶相结合的筛查方法，可以采用每年一次超声检查，间断辅以钼靶检查。但如果是高危人群，那么筛查的方法和频率会有所不同，下一节就讲讲乳腺癌高危人群。

12. 哪些人是患乳腺癌的高危人群? 应怎样筛查

高危人群的字面意思是指患乳腺癌的风险比一般人群高, 它的确切医学定义在国内外的不同学术组织是有所不同的, 甚至在不同的指南中都有不同的表述。比如国外的Gail模型 (图17) 和中国的PUMCH模型 (图18), 都是罗列一些本模型认定的危险因素, 根据你是否具有这些危险因素而计算出患病风险, 从而给出结果, 即低风险、中风险、高风险。

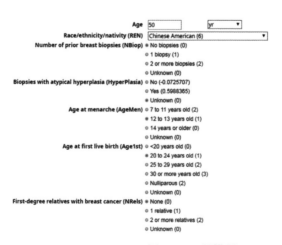

图17　Gail模型

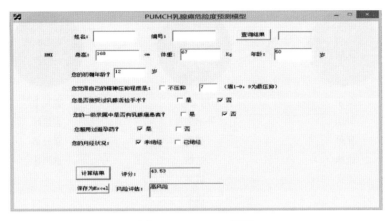

图18 PUMCH模型

无论采用哪种评价方法，比较公认的乳腺癌危险因素都包括家族史、既往乳腺患病或者照射情况、与雌激素相关的事件这三类基本内容。

首先说说家族史。随着乳腺癌患病率的升高，很多家族中都出现了或远或近的成员患病，只要有血缘关系都算是有乳腺癌家族史，但并不是有家族史就算高危人群了，患病成员的亲属关系需要再细分。如果是母亲、姐妹这样的关系是一级亲属，外祖母、姨母、姑姑这样的关系是二级亲属，当然是越近的亲缘关系影响越大（图19）。那么，如果有一位一级亲属患乳腺癌，自己患癌的风险就很大吗？答案也并非这么简单。如前面所说，一个人的患癌风险是多个因素叠加计算的，在家族史这个因素上阳性是不好的，但还要综合其他情况才能综合判断。总的来说，乳腺癌的发病中，仅有20%是和家族遗传相关的，剩下的80%都是散发乳腺癌。

再说说乳腺患病史。首先，一侧乳腺患癌，另一侧再发生乳腺癌的概率会明显增加，也就是说，罹患乳腺癌的人群本身既是患者也是高危人群。再者，乳腺曾有不典型增生、小叶原位癌等癌前病变的患者，患

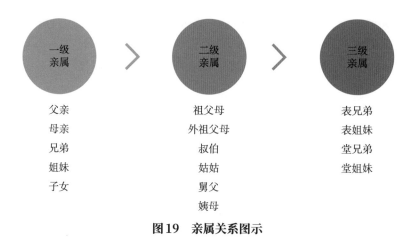

一级
亲属

二级
亲属

三级
亲属

父亲
母亲
兄弟
姐妹
子女

祖父母
外祖父母
叔伯
姑姑
舅父
姨母

表兄弟
表姐妹
堂兄弟
堂姐妹

图19　亲属关系图示

癌风险比一般人群增高6倍。还有些乳腺疾病，如导管内乳头状瘤、硬化性腺病，不能称为癌前病变，也就是说不能确定日后一定会演变为乳腺癌，但多数学者认为与乳腺的发生存在一定关系。此外，如果年轻时曾有胸部放射治疗经历的人也被认为乳腺癌的患病概率增加。

最后说与雌激素相关的事件。一位女性月经初潮时间早、绝经时间晚，那么总体行经时间就比较长，雌激素作用于人体的总时长也就比较长，在雌激素的反复作用下乳腺组织受刺激发生变化的机会就会增加。所以，表面上看乳腺癌的发生与初潮早、绝经晚、不生育、不哺乳相关，其实内在的关键机制是雌激素的作用。同理，如果围绝经期女性，甚至绝经后女性不恰当地补充雌激素，尤其是雌激素和孕激素结合使用的剂型，也有可能增加乳腺癌的患病风险。

对于通过以上任意模型判定出的高危人群，应采取更为密切的筛查方式，可以是检查频率的增加，也可以是检查方法上的加强。可以把每年一次的超声检查改为半年一次，也可以在超声和钼靶检查的基础上，间断增加乳腺MRI检查。专科医生会按照高危人群的不同风险度给予相应的检查频率建议和检查方法建议。

13. 如何预防乳腺癌

乳腺癌筛查的主要目的不是预防乳腺癌，而是早期发现乳腺癌，早期诊断、早期治疗，能够有效提高生存率和保乳率。而且，筛查过程中有可能会发现癌前病变，经过手术治疗去除病灶，那就能够起到预防乳腺癌的作用了。在没有得病的情况下，采取措施避免疾病的发生，在医学上被称为一级预防，也就是预防疾病的发生。医学上，除了预防疾病发生，还需要预防较晚期疾病的发生，以及预防较晚期疾病对人群造成的损害，我们把这些称为三级预防。

医学上讲的癌症三级预防是系统化、规范化，有针对性的。乳腺癌也有三级预防措施：一级预防是病因预防，防止得病；二级预防是早期发现，提高早诊率；三级预防是针对患病后的人群，减少转移，降低病死率（图20）。简单说，一级预防是防发生，二级预防是防发展，三级预防是防病死。二级预防是目前乳腺肿瘤领域的医学工作者最重要的研究领域，而对于普通民众来说，最关心的还是怎么才能不得病，所以下节内容就详细谈谈乳腺癌的一级预防，即怎么才能不得乳腺癌。

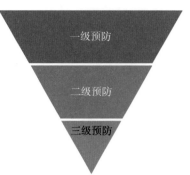

- 即病因预防，通过控制病因或危险因素预防乳腺癌的发生，是最积极、最根本的预防手段

- 早发现、早诊断及早治疗，即通过普查，尽早发现疾病线索，并在其症状出现前终止疾病的自然发展过程

- 即康复预防，主要为确诊患者提供各种治疗手段，提高生存率及康复率，包括防止肿瘤复发、转移，减少术后疼痛及其他并发症等

图20　乳腺癌的三级预防

14. 远离乳腺癌，首先需要健康的生活方式

■ 均衡饮食

■ 控制体重

■ 适度锻炼

■ 尽量避免饮酒

首先需要客观地说，人类还没有彻底攻克肿瘤，也没有攻克乳腺癌，

还不能做到完全避免乳腺癌的发生，但可以做到减少乳腺癌的发生。根据目前乳腺癌预防研究的进展，我们对不同风险的人群采取相应强度的预防措施，可以最大限度地降低乳腺癌的发生率。

首先是针对所有人群，无论是低风险人群，还是高风险人群，开展生活方式方面的预防都是有效的。当东方女性迁居到西方国家，发现这部分人群的乳腺癌发生率增加了。这引发了大家的思考，开始研究饮食、生活节奏这类的生活方式对乳腺癌的影响。相关的研究很多，研究时入组的人群不同，结果也不完全一致，但基本得到公认的四个与生活方式相关的因素是饮食、锻炼、体重、饮酒（表2）。

表2 与乳腺癌相关的四个生活方式调节

生活方式	预防乳腺癌建议
均衡饮食	强调食物的多样性和配比合理
适度锻炼	相比不锻炼的人群，每周保持中等及以上强度规律锻炼的人群，乳腺癌的患病风险约降低25% 中等强度的运动包括步行、骑自行车（慢速）、家务劳动、园艺劳动、游泳（慢速）、跳舞等 剧烈运动包括跑步、自行车（快速）、游泳（快速）、健美操、团队运动等
控制体重	超重人群体重降低5%，风险约降低25%，减肥是最经济实惠的预防乳腺癌手段
尽量避免饮酒	饮酒会增加乳腺癌风险。酒精可刺激雌激素分泌，而雌激素在肝脏灭活。长期饮酒会使雌激素分泌增加，肝脏功能下降

◇ 均衡饮食

对绝经后人群开展的临床研究证实，相比饮食不均衡的女性，饮食均衡的女性乳腺癌风险降低了22%～31%。建议日常饮食要保证食物多样、配比合理。这里值得关注的是，并非不吃大鱼大肉、多吃蔬菜水果就是有利的，强调的是饮食的均衡性，而非哪一种或几种食物是防癌的。

◇ 控制体重

经多个研究证实，体重指数〔BMI：体重（千克）除以身高（米）的平方〕每升高5个单位，患乳腺癌风险会增加12%。反之，超重人群体重降低5%，风险约降低25%。建议体重达标的女性要保持体重，超重的人群要积极减肥，减肥才是最经济实惠的预防乳腺癌手段。

◇ 适度锻炼

研究证实，相比不锻炼的人群，每周保持中等及以上强度规律锻炼的人群，乳腺癌的患病风险约降低25%。对于中等强度或大强度运动的定义，2017年中国国家体育总局的《全民健身指南》有如下说明，"中等强度运动主要包括健身走、慢跑（6～8千米/小时）、骑自行车（12～16千米/小时）、登山、爬楼梯、游泳等；大强度运动主要包括跑步（8千米/小时以上）、骑自行车（16千米/小时以上）等。中等强度的有氧运动节奏平稳，是中老年人最安全的体育活动方式"。其实，每个人的基础身体状况有所不同，所以不必拘泥于形式和时间，在身体允许的情况下采取适合自己的方式锻炼，心率适度增加即可。有营养学专家曾提出运动时最高心率（次/分）＝170－年龄为宜，这个检测方法简单易行，值得推荐。

◇ 尽量避免饮酒

关于饮酒与乳腺癌的关系，总的来说是饮酒与乳腺癌的发生呈正相关，但从细节来说还有小故事。所有的研究均显示烈酒和啤酒的摄入量和乳腺癌的发生密切相关。但有些研究显示少量饮红酒（红酒中含有白藜芦醇）可以抑制乳腺癌的生长；另外一些研究则有不同意见，认为任何类型的酒精摄入都对乳腺有不利影响。其实，每个人对酒精的代谢能力和上面提到的运动能力一样，个体差异性是很大的，少量饮红酒对每个人的影响不同，少量的指征也不好把握，所以从安全性角度来说，生活中还是尽量避免饮酒。

15. 远离乳腺癌，还可以对高危人群采取药物或手术预防方式

　　除了从生活方式角度采取的预防措施，还可以对高危人群采取药物预防（图21）。高危人群的定义在前面的内容已经介绍，无论采用哪种评价手段或哪些因素来评价，其实差异并不大，都可以考虑口服药物预防来降低发病风险。药物预防乳腺癌的原理是通过降低体内的雌激素水平来减少激素受体阳性乳腺癌的发生率。这些药物也被临床广泛应用于乳腺癌的治疗中，治疗原理也是一样的，通过降低雌激素水平使得肿瘤细胞失去"养料"而慢慢枯死。口服药物来预防乳腺癌的方法，可以采用和乳腺癌治疗相同的剂量，也可以采用较小剂量，有的需要3年，有的需要5年，具体的使用方法需要医生根据个体情况区别采用。因为有的药物会导致骨质疏松，有的药物会导致子宫内膜增厚甚至癌变，所以医生需要根据患癌风险的高低、个体身体状况的不同，综合考虑药物预防的利与弊。

　　预防乳腺癌还有一种终极大法，那就是预防性乳腺切除（图21）。从

这个预防方法的名称可以想见它的损伤是比较大的，所以不仅是应用于高危人群，还得是很高危的人群。2013年一位美国知名影星预防性切除乳腺的事情曾轰动一时，引起了人们对于这一预防方法的热议。预防性乳腺切除往往应用于家族遗传性乳腺癌的预防，其中最常见的是BRCA1或BRCA2基因突变导致的乳腺癌。携带BRCA1或BRCA2变异基因的女性，她们罹患乳腺癌的危险性在50% ～ 85%，但这个风险数值主要来自高加索人群的数据库，是否适用于中国人群还有待进一步研究，基于中国人群的BRCA1/2变异基因数据库仍在完善中。所以，对于携带有乳腺癌致病基因的女性是选择预防性乳腺切除还是更为密切的观察，是一个比较复杂的问题，不仅需要乳腺专科医生的参与，更需要乳腺遗传学医生的专业解读。

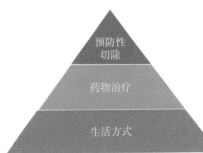

- 手术预防乳腺癌是指针对特定的乳腺癌高风险人群进行双乳预防性切除、双侧输卵管-卵巢预防性切除、对侧乳房预防性切除等，NCCN建议在乳腺癌的高危人群中，可以考虑进行手术干预，尤其是BRCA1/2突变基因的携带者
- 重要的原则是确保一级预防用药的益处超过危害。通常35岁以上且患乳腺癌风险升高的女性可以考虑预防用药。患者和医生应当根据个人情况共同做出预防用药的决定
- 合理饮食、加强锻炼、控制体重、控制酒精摄入、控制情绪、减少压力、保证充足睡眠等

图21　乳腺癌预防的三阶梯

总之，通过上述我们可以了解到，所有的女性都需要从良好的生活方式角度来预防乳腺癌，有高危因素的人群还可以额外增加药物预防手段，更加高危的人群如携带致病基因或患有广泛癌前病变的女性还可以向医生咨询预防性乳腺切除的利弊。

16. 乳腺结节被高度怀疑为乳腺癌，应该穿刺活检还是应该切除活检

　　长了一个乳腺结节，首先要做的是判断这个结节是否需要处理。而一个结节是否需要处理取决于对它的良恶性质的初步判断，也就是前面说的BI-RADS分级。检查后，报告单上除了描述性语言，最重要的就是超声单最末一行的BI-RADS分级，这是超声科医生对这个结节的初步性质判断。同样的，放射科医生也会在钼靶检查后，以BI-RADS分级的形式给出自己的初步判断。而乳腺科医生在完成触诊后，也会在心里给出自己的BI-RADS分级。结合这三个BI-RADS分级，乳腺科医生就会做出一个综合判断，即整体来说这个结节到底是几级。一般来说，4a级以上的级别（如4b级、5级等）是需要处理的，4a级以下的级别（如2级、3级等）可以临床观察，如果是4a级则正好处于分水岭，是否需要处理差异性比较大，需要乳腺科医生的个体化判断。

　　如果判断为分水岭以上，需要处理，那么应该怎么处理呢？是应该穿刺活检，还是应该切除活检呢（图22）？在科普读物中回答这个问题有点困难，这应该是一个纯学术的问题，但这是一个几乎每个患者都会面对的问题，或者说长了乳腺结节的人都会去考虑的问题，姑且基于自己的专业观点来作答吧。可能不同的医生回答这个问题的答案会有不同，也是基于不同的学术观点给出的不同建议，无优劣之分。

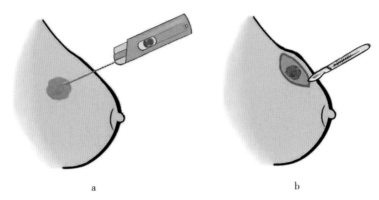

图22　乳腺结节粗针穿刺活检和切除活检

注：a.穿刺活检；b.切除活检。

对待一个可疑乳腺结节，应该穿刺活检还是应该切除活检，第一取决于你的目的，第二取决于后果。

如果这是一个5级的结节，无论穿刺的结果是良性还是恶性，下一步都会采取手术切除的方式，那么穿刺就显得没有那么必要，因为即便穿刺结果是良性的，你可能也会质疑是不是没有穿到？是不是不能代表肿瘤全貌？

如果乳腺结节比较小，符合保乳手术的指征，患者有保乳意愿，那么切除结节的过程既可获得诊断，同时也完成了治疗，可以省去穿刺这一步的费用和身体创伤。

另外，有些初步判断良性可能性偏大的结节，如4a级和4b级的结节，即便穿刺诊断为良性，可能患者也会希望手术彻底切除，因为她不想承担密切观察的心理成本和复查成本，那么穿刺的目的性和结果导向性也就不足了。这时，手术切除活检同样也扮演了诊断和治疗二合一的角色，既能明确诊断，又能去除病灶。

但如果这是一个很大的结节，切除活检比较困难，患者又有保乳意愿，那就可以先穿刺，获得诊断后采取新辅助治疗，等肿瘤缩小之后就可以接受保乳手术了。还有些局部晚期的肿瘤，皮肤已经破溃、腋窝淋巴结多个转移难以切除，这种情况下就必须先行穿刺活检，然后做全身治疗，待局部条件好转后获得手术机会，再及时手术治疗。

所以，要想回答"应该穿刺还是应该活检"这个问题，需要了解肿瘤局部情况、患者保乳意愿、后续可能的手术方式来综合判断。

17. 病理检查报告单怎么看

- 雌激素受体（ER）和孕激素受体（PR）
- 人表皮生长因子受体2（CerbB-2）
- Ki-67
- CK5/6和EGFR

无论是穿刺活检，还是切除活检，都是获得确定诊断的方法，都会得到一张病理检查报告单（图23）。这张报告单就像肿瘤的身份证，记录了肿瘤最重要的信息。这些信息可以分为三部分：肉眼检查、镜下所见、免疫组化，镜下所见和免疫组化合称为病理诊断。

北京协和医院

病理检查报告

病理号：█████

姓名：████	性别：女	年龄：38岁	送检日期：██████
住院号：████	ID：███	科室：█████	病区：███

临床诊断：1.乳腺癌

标本信息：1.左乳腺及左侧腋窝淋巴脂肪组织（1）；2.第三站淋巴结（1）。

肉眼检查：

A（左乳腺及左侧腋窝淋巴脂肪组织）乳腺改良根治标本，大小 17.5cm×14.5cm×4cm，梭形皮肤面积12cm×6cm，乳头偏心附着，未见乳头凹陷及橘皮样外观。书页状切开乳腺，距乳头3.5cm、距皮下2cm、距底切缘0.8cm可见一质硬区，大小3.5cm×2cm×2.5cm，切面灰白、实性、质硬，余乳腺组织灰粉、灰黄、实性、质韧。腋窝脂肪组织中找到淋巴结样组织数枚，直径0.3cm大小至2.8cm×1.2cm×0.8cm。

B（第三站淋巴结）找到淋巴结样组织数枚，直径0.3～0.5cm。

病理诊断：

（左乳腺）乳腺浸润性癌（微乳头亚型，低分化，大小3.5cm×2cm×2.5cm），可见脉管内瘤栓，未见明确神经侵犯，乳头及底切缘未见特殊，淋巴结转移性癌（左侧腋窝13/16；第三站2/3）。

免疫组化结果：ER（中阳，90%），PR（中阳，10%），AR（中阳，30%），Her-2（1+），Ki-67（index 60%），P53（野生型），CK14（–），CK5/6（–），EGFR（–），P63（–），CgA（–），Syn（–），CD31（血管+）。

复诊医师：████   初诊医师：█████   诊断日期：██████

图23　乳腺癌病理检查报告单

　　在分别介绍三部分之前，首先要提一下年龄。以前的乳腺癌复发风险分级是包含年龄这一项的，35岁以下是一项独立的预后不良因素。预后，就是预知后果，就是对未来的生存情况做出估计。预知后果有两层含义，一个是预知复发风险这个后果，另一个是预知能活多久这个后果。年轻，就意味着未来的日子很长，用每年的风险乘以未来年，得出的总风险值就比较大，而且年轻乳腺癌中高侵袭性类型更多见，所以以前认为年轻是复发风险高的一个独立因素。但其实，无论是否年轻，决定一个癌症患者预后的最重要因素是癌症的类型和程度，这个我们会在老年部分详细说明。所以，现在的风险分级中已经没有年龄这一项了，但临床决策时还是要酌情考虑年龄这个因素的。

第一部分：肉眼检查。正如字面意思，就是病理科医生首先用肉眼观察标本。切下来的组织或者穿刺得到的组织，我们都称它为标本。无论是穿刺标本，还是切除标本；无论切除的是一个肿瘤，还是整个乳腺，病理科医生都会首先详细描述肉眼观察所见。比如我们在图23的病理检查报告单中看到的，"乳头没有凹陷，没有橘皮样外观"、发现一枚质硬结节3.5cm×2cm×2.5cm大小、"切面为灰白、实性"、肿瘤的位置（即距离乳头和底切缘的距离）、淋巴结的大小等。

第二部分：镜下所见。肉眼观察之后，将标本固定、切片、染色，然后放在显微镜下观察，这一步基本明确了肿瘤的性质。从图23中可以看到，通过显微镜观察，给出的信息分别有：①乳腺癌；②病理类型为浸润性癌，微乳头亚型；③分化程度为低分化；④确切的肿瘤大小；⑤有没有脉管侵犯、神经侵犯、乳头和底切缘的侵犯；⑥淋巴结转移的具体数量。有了这部分信息，肿瘤的病理类型和局部分期就有了。

第三部分：免疫组化。因为不同的肿瘤细胞有不同的特点，病理科医生会根据特定的肿瘤类型，将组织切片做进一步染色，然后分析肿瘤中的蛋白成分，得到免疫组化结果。对于乳腺癌来说，需要分析的主要成分如下。

◇ 雌激素受体（ER）和孕激素受体（PR）

看看这个肿瘤的癌细胞中是否含有雌激素和孕激素受体。如果有，则称为阳性，用（＋）来表示，或者用文字表述为强阳、中阳、弱阳性，还可以更精确地用百分数来表示有多少细胞为阳性，如ER（90%强阳性）；如果没有，则称为阴性或不表达，用（－）来表示，如PR（－）。

激素受体阳性，说明这个肿瘤细胞需要依赖激素的刺激才能快速生长，阳性比例是指肿瘤中有多少比例的细胞具有这种依赖性；激素受体阴性，说明这个肿瘤的生长不需要雌激素、孕激素的刺激。

◇ 人表皮生长因子受体2（CerbB-2）

CerbB-2，也可以表示为Her-2，是一种蛋白质，是HER2基因的表达产物，也就是说HER2基因是个饼干模子，CerbB-2是用这个模子做出来的饼干。一般来说，一个模子出一个饼干。所以，当我们看到饼干很多时，就能推断对应的模子也很多，饼干多就是蛋白过表达，模子多就是基因扩增（即阳性）。

CerbB-2（＋＋＋）就是过表达，也就是HER2阳性。

CerbB-2（＋）是低表达，意味着模子少；CerbB-2（0）则是无表达，没有模子。无论是模子少、还是没有，都是基因没有扩增，即HER2阴性。

CerbB-2（＋＋）则介于上述二者之间，表达得不多也不少，无法借助饼干来推断模子，于是就需要直接检测基因。我们常用的方法是荧光原位杂交技术（FISH）。

◇ Ki-67

细胞增殖指数，用来表示癌细胞的增殖速度，一般认为15%或20%以下的指数为增殖水平较低。

◇ CK5/6和EGFR

CK5/6是细胞角蛋白5和6；EGFR是表皮生长因子受体。这两个指标可以在肿瘤表现为三阴性亚型（ER、PR、HER2均为阴性）时提供更进一步的信息。粗略来说，如果前述三项均为阴性，则CK5/6和EGFR阳性不太好。

根据以上介绍不难看出，乳腺癌的病理报告单采取从宏观到微观、从表观到内含，这样逐渐深入的描述顺序，从而提供了肿瘤大小、肿瘤类型、脉管瘤栓、淋巴结转移情况、免疫组化结果这些至关重要的信息。乳腺科的医生根据这些信息，告诉患者未来的复发风险有多大（预后信息），下一步采取什么样的治疗方法是有效的（预测信息）。可见，这张病理检查报告单有多么重要，这也是我们把病理检查报告单称为肿瘤身份证的原因。

18. 浆细胞性乳腺炎，不疼的时候很像乳腺癌

哺乳期的女性出现乳腺结节，伴有疼痛、发热、红肿，那可能是乳汁淤积导致的急性乳腺炎。而非哺乳期的女性也有可能出现伴有红肿热痛的乳腺结节，这个时候最可能的诊断就是浆细胞性乳腺炎，简称浆乳。

浆乳，以前有过很多名字，比如肉芽肿性乳腺炎、乳腺导管瘘、乳腺导管扩张症、慢性非哺乳期乳腺炎等。之所以有这么多名字，是因为它的表现多样，对应各种名字可以表现为肿物（肉芽肿），可以表现为脓肿然后破溃形成瘘管（导管瘘），还可以表现为脓样乳头溢液（导管扩张

症）（图24）。现在，这些名称已经统一为浆细胞性乳腺炎了，因为这个名称表现出了这个疾病最本质的病理特征——浆细胞浸润。

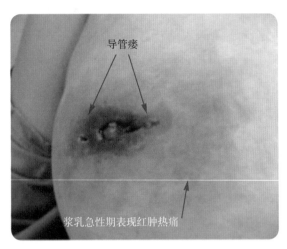

导管瘘

浆乳急性期表现红肿热痛

图24　浆细胞性乳腺炎

　　浆乳，除了可以表现为上述的肉芽肿结节、导管瘘、导管扩张症，很多人还会出现急性期表现，类似哺乳期乳腺炎的红肿热痛，所以这个疾病的名称中有"乳腺炎"三个字。尽管都叫炎症，但其实浆乳和哺乳期急性乳腺炎的病理机制是完全不同的。哺乳期乳腺炎的病理机制是：乳汁淤积＋细菌入侵＝乳腺炎；而浆乳是一种自身免疫相关疾病，并不是细菌入侵导致的。

　　当浆乳有急性期表现的时候，判断起来并不难。但是，当浆乳还没有出现急性期表现的时候，也就是不疼的时候，局部会出现质硬的肿块，边界不清，摸上去很像乳腺癌，甚至超声、钼靶、MRI都很难辨别，钼靶上也会出现明显的簇状钙化，MRI的时间信号曲线也会出现类似乳腺癌的表现（图25）。这个时候，穿刺就显得很重要了，医生往往会建议先做一个粗针穿刺来明确诊断。

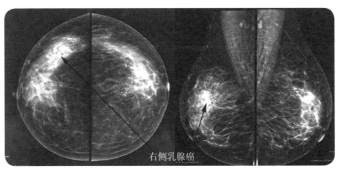

右侧乳腺癌

医学影像诊断报告

BEIJING CANCER HOSPITAL

姓　　名		性　　别	女	影像号	2120260
年　　龄	32岁	科　　室	乳腺肿瘤内科门诊	ID　号	
检查日期	2022/1/8	报告日期	2022/1/11	检查号	MR202201080076

临床信息

检查方法及部位：

MR　　MR双乳增强扫描+DWI

影像学表现：

双乳不均匀致密纤维腺体组织，轻微背景强化。

右乳外上象限腺体内见区域状非肿块样强化，范围约74mm×25mm（SE701 IM62），边缘模糊，增强扫描早期高强化，呈流入型时间信号强度曲线，距离胸肌及皮肤最短距离分别约14mm、7mm，其内可见多发导管扩张，导管内呈空信号。右乳皮肤未见增厚。左乳未见异常信号结节。

扫及双侧腋下可见多发淋巴结，短径不超过10mm。双侧内乳区未见肿大淋巴结。

影像学意见：

右乳外上象限非肿块样强化伴导管扩张，BI-RADS 4b，建议活检鉴别炎性与恶性。双腋下多发小淋巴结，性质待定，追查。

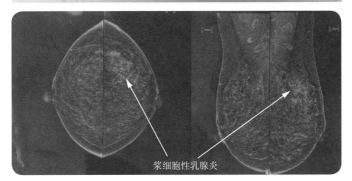

浆细胞性乳腺炎

图25　钼靶和MRI检查显示乳腺癌和浆乳不易区分

人生最浪漫的事，莫过于有知心人，与汝偕老。
人生最幸福的事，莫过于你虽老去，有人相伴。

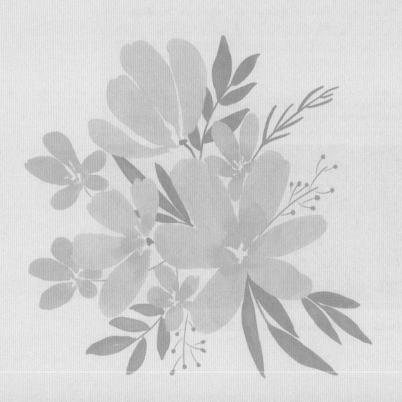

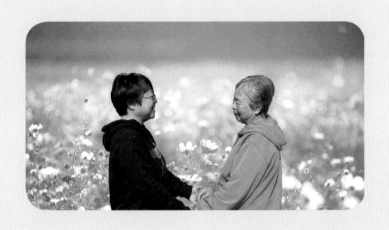

　　作为乳腺专业的医生，想呼吁更多的人来共同关心、关注老年女性的乳腺癌防治话题，因为既往我们在这个领域做得很不够，很多的研究不能涵盖这个群体，很多的老人错过了宝贵的治疗窗口，使得老年乳腺癌的诊治现状并不理想。希望所有人，老人、子女、医生、护士、志愿者、全社会，我们共同关注老年乳腺癌，做浪漫的事，让她人幸福。

与乳协老
共同关心、关注老年乳腺癌

1. 多大年龄得病算是老年乳腺癌

首先，我们定义老年乳腺癌的时候是以患病那一年的年龄来算的。

其次，对于"老年人"的年龄界定，不同的机构、不同的国家都有不同的定义。多数国家，包括我国，从老年人权益保障的角度规定的老年人年龄起点标准为60岁。也有些西方国家将65岁定义为老年，日本是一个老龄化严重的国家，它将70岁定义为老年的起始年龄。我国的人口老龄化也在不断加剧，如果按照65岁为老年人起始年龄来算，2011年我国有9.1%的人口为65岁以上的老年人，而2021年65岁以上的老年人占比已经增加到了13.5%。人口老龄化改变了人口格局，也改变了疾病年龄谱，使得很多疾病的老年患者占比都增加了。

在医学研究中常常以65岁或70岁来定义老年患者，所以不同的研究首先要表明自己的研究入组人群范围，选取的是哪个年龄范围的老年患者。老年乳腺癌的相关研究中采用65岁或70岁这两种年龄界定方法都很常见，根据不同的研究目的而选择研究人群。

所以，本书姑且以65岁作为老年乳腺癌的年龄界定，以涵盖更大范围的老年患者。

2. 老年乳腺癌的发病率在不断增加

■ 我国整体乳腺癌的发病率在不断增加
■ 老年女性是乳腺癌的高发病群体
■ 老年乳腺癌的发病率在不断增加

◇ 我国整体乳腺癌的发病率在不断增加

　　总的来说，我国女性乳腺癌发病率比欧美国家略低，但是从20世纪90年代以来，我国乳腺癌发病率开始明显增加，其增长速度明显快于欧美国家。目前，我国乳腺癌发病率增长的速度已经达到全球的两倍多。

　　我们用年发病率来举例说明，癌症的年发病率是用十万分之几来计算的，也就是说1年当中，每10万人中有多少人新发某种疾病。1982年北京市女性乳腺癌发病率为21/10万，1992年上升到29.9/10万，到2001年则迅速上升至40.1/10万，到2015年则攀升至64.48/10万（图26）。从1980年到2010年，30年间北京市城区乳腺癌发病率增长了2倍，从20/10万增长到了60/10万，远远超出全球增速。目前，乳腺癌已经成为我国女性发病率最高的癌症，2020年我国新发各种癌症的总人数为457万人，其中乳腺癌占了将近1/10，为42万人。

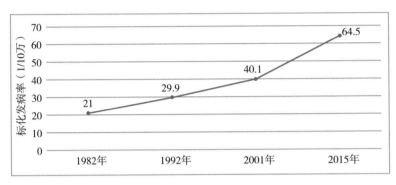

图26　1982—2015年北京市女性乳腺癌发病率

◇ **老年女性是乳腺癌的高发病群体**

经常会有人问，人老了，雌激素水平已经降得很低了，是不是就不容易得乳腺癌了？其实不然，老年女性也是乳腺癌的高发群体。

● **10年前，中国乳腺癌的发病呈现两个年龄高峰**

根据2014年*Lancet Oncology*发表的文章（当然数据来源于2014年之前），我们可以看到，无论是红色曲线的城市、还是绿色曲线的农村地区，亦或是蓝色曲线的整体人群，中国的乳腺癌发病均表现为两个高峰年龄段。第一个出现在45～55岁，另一个出现在70～74岁。所以，近10年来我们都讲，老年阶段是乳腺癌发病的第二个小高峰，大家不要忽视老年女性群体的乳腺癌筛查问题（图27）。

● **10年后的今天，老年乳腺癌从小高峰变成了最高峰**

根据2021年《中国肿瘤》杂志发表的文章，我们看到，我国女性45岁开始乳腺癌发病率呈上升趋势，至60岁左右达到最高峰，然后维持在一个较高水平缓缓下降。

对比十年前的图，似乎还是有两个小高峰，但是，老年的峰值已经超过了年轻峰值，变成了最高峰（图28）。

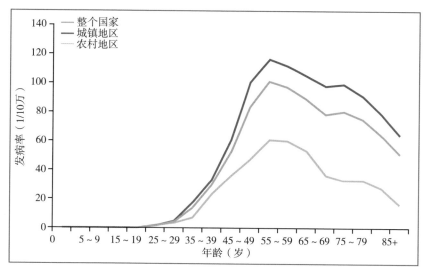

图27　中国乳腺癌的发病高峰表现为双峰图

注：引自 Lancet Oncol，2014，15（7）：e279-e289.

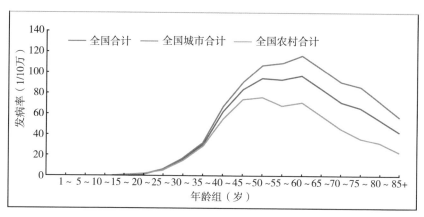

图28　2015年所有登记区域内女性乳腺癌年龄别发病率
（数据来源于国家癌症中心）

◇ **老年乳腺癌的发病率在不断增加**

在中国整体乳腺癌发病率不断攀升和中国社会老龄化不断加剧的双

重加持下，老年乳腺癌的发病率毫无疑问地呈现不断增加的态势。

2008年时，我国有16.6%的乳腺癌患者年龄在65岁以上，之后的岁月里，老年乳腺癌的占比不断攀升，预计到2030年我国65岁以上老年乳腺癌的比例将提高到27.0%。也就是说，每4个乳腺癌患者中，就有一个是65岁以上的老人。人到中年的我们，看到这样的数字，是不是感到忐忑不安，是不是想做些什么来给未来一些力量？

3. 人老了，雌激素水平低了，为什么还容易得乳腺癌

- 任何肿瘤的发生都是正邪双方博弈后，正方失败导致的
- 从正邪双方博弈的角度来说，肿瘤更像是老年病
- 从肿瘤的多病因角度来说，雌激素水平未必是老年乳腺癌的发病因素，但降低雌激素水平确实是一种治疗手段

◇ **任何肿瘤的发生都是正邪双方博弈后，正方失败导致的**

我们的身体经常会出现某个变异的细胞，也就是敌人。我们的身体

里有警察（免疫系统）和医院（自身修复系统），能够发现敌人、消灭敌人。如果敌人太狡猾，防卫系统没有发现变异细胞的存在，或者敌人比警察强大，警察不能消灭它，敌人就会迅速扩大势力，从细胞形态变成肿瘤。

这个正邪双方博弈的过程是非常复杂的，有非常多的机制参与其中，人类还没有攻克肿瘤这个难题。所以，乳腺癌的确切病因和发病机制还不完全清楚，我们只知道，乳腺癌的发病是多因素作用的结果。这个多因素，可以归纳为两方面，一方面是内因，另一方面是外因。

内因，可以简单地理解为基因，也就是生而得之、与生俱来的素质。比如我们最常听到的BRCA1/2基因，这两个基因是抑癌基因，能够发现变异的细胞，然后抑制它的生长，如果这个基因变异了，就不能发挥抑制癌细胞的作用了。如果家族成员都携带这个变异基因，那么就容易发生乳腺癌。除了基因，还有女性的初潮时间、绝经时间、乳房致密程度等，也和家族遗传性有很大关系，这些也是和乳腺癌的发生有关的。

外因，可以理解为后天获得的因素。比如生活方式，是否吸烟、饮酒，是否经常锻炼身体，是否均衡饮食，是否服用性激素类药物，是否哺乳，等等。不良的生活方式尤其与绝经后乳腺癌的关系更为密切。

◇ 从正邪双方博弈的角度来说，肿瘤更像是老年病

肿瘤是身体的正邪双方博弈后，正方失败的结果。面对不断出现的细胞变异，就算我们身体的纠错防卫系统再强大、失误率再低，也达不到100%的成功率。从概率学角度来说，无论多么微小的防卫失败概率，只要这个概率存在，只要时间足够长，防卫失败导致的肿瘤就一定会发生。所以，随着我们平均寿命的延长，我们也看到，肿瘤的发生变得越来越常见。从这个角度来说，肿瘤更像是老年病。

◇ **从肿瘤的多病因角度来说，雌激素水平未必是老年乳腺癌的发病因素，但降低雌激素水平确实是一种治疗手段**

了解了乳腺癌的内、外因素的多病因理论，就不难理解，乳腺癌的发生不是某个单纯因素的影响，尤其不是很多人关心的吃什么、不吃什么导致的。

雌激素在乳腺癌的发生、发展中，确实是一个重要因素。

初潮早＋绝经晚＝行经时间长，对乳腺的周期性刺激时间就长，还有过度补充雌激素，这些都是患乳腺癌的危险因素。但这个雌激素相关因素究竟是使得细胞癌变，还是在细胞癌变后刺激其生长，还不清楚，可能更倾向于后者。

同时，女性绝经后，雌激素并没有完全消失，由雄激素转化形成的雌激素还是维持在一个较低水平上的。所以，老年女性尽管乳腺组织萎缩，但依然存在，雌激素水平较低，也依然低水平存在，雌激素对乳腺的刺激也就依然是存在的。

雌激素对于老年乳腺癌来说，究竟是不是导致肿瘤发生的因素，我们还不完全清楚。但是我们知道，雌激素在乳腺肿瘤的生长中扮演了非常重要的促进增殖的角色，尤其对于那种激素受体阳性乳腺癌。而老年乳腺癌多数是激素受体阳性乳腺癌，所以，无论乳腺肿瘤是怎么来的，它一旦出现了，我们可以用降低雌激素水平的方法来减弱雌激素的刺激作用，从而治疗乳腺癌。

所以，老年乳腺癌的发生和一切肿瘤的发生一样，还是一个医学没有攻克的难题，目前仅知道乳腺癌的发生是多因素共同作用的结果。在乳腺癌的发生、发展过程中，雌激素确实是一个重要因素，但并不是唯一，而且不是所有类型的乳腺癌都和雌激素有关。老年乳腺癌的发病不一定直接和雌激素相关，雌激素在老年乳腺癌的发病过程中究竟占有多大比重我们尚不清楚。所以，雌激素水平低和老年女性发生乳腺癌没有必然联系，老年女性雌激素水平低是客观事实，老年女性容易得乳腺癌也是客观事实。

4. 与年轻人相比，老年乳腺癌的临床表现有什么不同？老年乳腺癌严重吗

- 老年乳腺癌，局部表现更明显
- 老年乳腺癌临床表现的特点呈现两极分化
- 什么是早期？什么是晚期？什么又是局部晚期
- 要回答"严不严重"这个问题，需要了解什么是病理类型，什么是分子分型

◇ 老年乳腺癌，局部表现更明显

如前在第一部分所述，乳腺癌可以表现为乳腺质硬结节、乳头血性或浆液性溢液、乳腺皮肤的橘皮征和酒窝征（图29），也可以没有结节

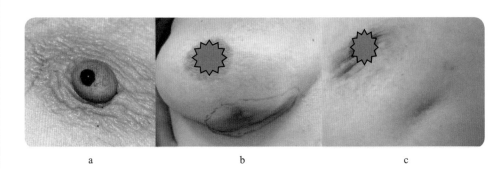

图29　老年乳腺癌局部表现更明显

注：a.乳头溢液；b.皮肤受累；c.酒窝征。

或溢液而单纯表现为乳头乳晕皮肤的湿疹样变，又或者以上情况都没有，仅仅表现为钼靶片上有一片簇状钙化，再或是仅有腋窝淋巴结肿大的隐匿性乳腺癌。以上这些常见的乳腺癌临床表现在老年乳腺癌中也同样常见，但又有所不同。最大的特点是，局部表现更明显。那种局部表现不明显却已经发生腋窝淋巴结转移或远处转移的情况非常非常少见。出现这个特点的原因是，老年乳腺癌中的多数都是那种侵袭性不强的类型，俗话说，不是那么恶。

　　像隐匿性乳腺癌这种，肿瘤细胞在乳腺局部都没怎么停留就飞快地转移到腋窝淋巴结，表明这个肿瘤的特点是转移快、侵袭性强，在老年乳腺癌中就很少见。

　　而乳头乳晕湿疹样癌（Paget病）却是临床预后非常好的类型，如果不伴有乳腺肿块仅有皮肤病变的话，我们称之为原位癌，几乎不会对生命造成威胁。

　　除了Paget病，老年乳腺癌还常表现为乳头溢液，尤其是血性溢液。如果在溢液刚刚发现的时候就及时就诊，结节还没有形成，也常是属于原位癌的类型。

　　还有乳腺钙化，在没有形成结节，仅仅是在钼靶筛查时发现一片钙化的话，往往也是很早期的原位癌。

◇ 老年乳腺癌临床表现的特点呈现两极分化

那些仅有乳头湿疹样变、血性溢液，或仅有钙化表现的乳腺癌往往是很早期的原位癌，常见于老年患者人群中。如果及时发现、及时治疗，效果是非常好的。但是，老年人往往不太关注自身，在身体发出溢液、皮肤湿疹这样明显的信号后没有重视，然后结节就慢慢长出来了，一旦结节生长出来到能够摸到的程度，多数已经不是原位癌，而是浸润性癌了。还有些老人，怕给子女添麻烦，长出结节也不说，等到结节很大了，甚至皮肤都破溃了才不得不说，此时已经是局部晚期了（图30）。

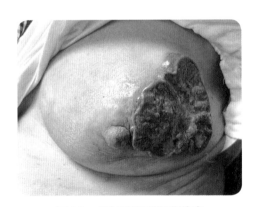

图30　老年局部晚期乳腺癌

所以，老年乳腺癌的临床表现有个特点，那就是两极分化：①有些是发现后及时就诊的，往往很早期，预后很好；②有些则发现后迟迟不就诊，拖很长时间，往往局部肿瘤很大，或者已经有淋巴结转移了，也就是局部晚期了。用我们的TNM分期（表3）语言来说，一般年龄的乳腺癌Ⅰ期和Ⅱ期更多见，而老年乳腺癌0期和Ⅲ期相比年轻人来说，比例更高。老年乳腺癌具有这个临床特征，就是因为老年乳腺癌本身的类型多数是挺好的，但老年人更喜欢扛着，一扛就是好几年，把肿瘤养得很大，我们称为"肿瘤负荷大"。

表3　乳腺癌TNM分期

分期	T	N	M	备注
0 期	Tis	N_0	M_0	T_x：原发肿瘤无法评估
				T_0：没有原发肿瘤证据
I 期	T_1	N_0	M_0	Tis：原位癌（包括导管内癌及乳头佩吉特病）
				T_1：≤2cm（包括T_1mic：微小浸润癌，最大直径≤0.1cm）
II A 期	$T_{0\sim1}$	N_1	M_0	T_{1a}：≤0.5cm
				T_{1b}：>0.5cm，≤1cm
	$T_{0\sim2}$			T_{1c}：>1cm，≤2cm
	T_2	N_0	M_0	T_2：>2cm，≤5cm
II B 期	T_2	N_1	M_0	T_3：>5cm
	T_3	N_0	M_0	T_4：直接侵犯胸壁或皮肤
				T_{4a}：侵犯胸壁
				T_{4b}：患侧皮肤水肿或破溃
III A 期	$T_{0\sim2}$	N_2	M_0	T_{4c}：侵犯胸壁和皮肤
	T_3	$N_{1\sim2}$	M_0	T_{4d}：炎性乳腺癌
				N_x：区域淋巴结无法评估
				N_0：无区域淋巴结转移
III B 期	T_4	$N_{0\sim2}$	M_0	N_1：1～3个淋巴结转移
	任何T	N_3	M_0	N_2：4～9个淋巴结转移
				N_3：9个以上淋巴结转移
IV 期	任何T	任何N	M_1	M_x：远处转移无法评估
				M_0：无远处转移
				M_1：有远处转移

◇ 什么是早期？什么是晚期？什么又是局部晚期

　　TNM分期是一个广泛应用于癌症治疗领域的分期方法，癌症患者常常会问医生自己的病是早期还是晚期，就是按照这个TNM分期来划分的。T是Tumor的缩写，代表肿瘤情况；N是Lymph Node的缩写，代表区域淋巴结情况；M是Metastasis的缩写，代表远处转移的存在与否。前面提到的原位癌就是指T的分期，肿瘤还在最早期的范围内，可以理解为还没出家门儿。浸润性癌就可以理解为已经迈出家门儿，开始侵犯周围的好人。如果开车来到高速公路，因为高速公路是城市的大动脉，能够很快地移动，我们就称之为脉管瘤栓。沿着脉管到达淋巴结，就相当于到达了离开城市的第一个收费站，在这里会稍做停留，然后就沿着高速公路到达远处，也就是远处转移（M）了（图31）。

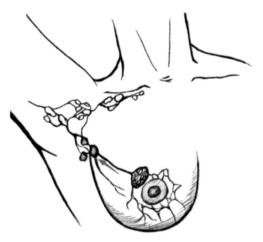

图31　肿瘤局部转移示意

　　临床上对于乳腺癌的早期和晚期是这样定义的：没有发生远处转移的乳腺癌即称早期乳腺癌（early breast cancer）专业文献经常用EBC来表示；发生远处转移的乳腺癌称为晚期乳腺癌（advanced breast cancer或metastatic breast cancer）专业文献经常用ABC或MBC来表示。而局部晚期乳腺癌是归在早期乳腺癌中的，因为它并没有发生远处转移，但是局部出现了皮肤受侵犯（如橘皮征或者皮肤破溃）、胸壁受侵犯、腋窝淋巴结转移多或者融合这些局部比较晚的情况。

用上面的TNM分期的语言来描述的话，Ⅰ期和Ⅱ期为早期，Ⅲ期为局部晚期，Ⅳ期就是晚期。

◇ 要回答"严不严重"这个问题，需要了解什么是病理类型，什么是分子分型

很多患者朋友除了问这是早期还是晚期外，也常常会问"我得的癌症是不是严重"这个问题。乳腺癌的严重与否除了与TNM分期相关外，还与另外两个因素相关，一个是病理类型，一个是分子分型。

● 首先来讲讲病理类型

几乎所有的癌症都会区分类型，不同的类型往往预后差别很大。比如肺癌，如果是腺癌预后就比较好，如果是非小细胞肺癌预后就很差。再比如说甲状腺癌，乳头状癌预后就很好，未分化癌预后就很差。

乳腺癌也类似，乳腺癌的病理类型简单来说分为两大类，一类叫做原位癌，另一类叫做浸润性癌（表4）。

表4　乳腺癌病理类型的简明分类

原位癌	浸润性癌	
	非特殊型浸润性癌	特殊型浸润性癌
导管原位癌 小叶原位癌 原位乳头状癌	浸润性导管癌（可以伴髓样特征等多种形式）	浸润性小叶癌 微乳头状癌 乳头状癌 黏液癌 小管癌

原位癌就是非常非常早期的癌，癌细胞还在原位、还没出家门儿，它是预后最好的类型。

浸润性癌就是已经迈出家门儿，不在原位了，预后肯定比原位癌差。但是，浸润性癌还要再分两种类型，一类是非特殊型癌，可以简单称之为

浸润性导管癌，我们在临床上见到的乳腺癌绝大多数就是它；另一类是特殊型癌，比如浸润性小叶癌、微乳头状癌、乳头状癌、黏液癌等。如果我们把浸润性导管癌当做分水岭的话，特殊型癌中的前两个，也就是表4中划线的两个，预后是比分水岭差的，剩下不划线的类型预后比分水岭好。

乳腺癌中，非特殊型癌，也就是我们常说的浸润性导管癌，占了绝大多数，将近80%。而预后好的特殊型癌（黏液癌、乳头状癌、小管癌等）只占5%左右。而这些预后较好的特殊型乳腺癌，多数都是老年患者。也就是说预后好的这类特殊型癌，更常发生于老年乳腺癌群体，尤其是黏液癌、乳头状癌，老年乳腺癌患者中很常见。

总结说来，老年乳腺癌相较于年轻人来说，好的类型（原位癌、黏液癌、乳头状癌）比年轻乳腺癌比例高，恶性度很高的类型比年轻乳腺癌比例低。

◉ 再说说分子分型

TNM分期和病理类型是所有癌症都会涉及的问题，而分子分型是乳腺癌特有的评价方法。如果把TNM分期看作是肿瘤的后天发展程度，分子分型就是肿瘤的先天素质表现，也就是从本源来看一个肿瘤有多恶。所以，曾经一度有众多学者认为先天素质比后天发展更重要，在2011年的时候提出乳腺癌分子分型这个概念，认为只要知道分子分型就不需要了解肿瘤有多大，淋巴结有没有转移了。甚至提出，只要分子分型好，哪怕肿瘤很大，哪怕淋巴结转移很多，也不需要化疗。这样的观点引发了很大的争议，经过几年时间的争论探讨，学者们的观点又重新回到科学、客观的轨道上，把肿瘤负荷大小（即肿瘤大小和淋巴结转移情况）加入到分子分型的处理意见中，强调要同时考虑先天和后天两个方面的情况来共同决定后续治疗。不过，从这个小插曲我们可以看到，乳腺癌的分子分型从诞生之日起就占据了舞台的中央，引起了学者们的绝对关注。因为，从肿瘤本源出发，从内在分子角度分析，确实是目前医学研究的主要途径。

浸润性乳腺癌的分子分型主要依靠四个指标来完成：ER（雌激素受体）、PR（孕激素受体）、HER2（人表皮生长因子受体2）、Ki-67（增殖指数）。分型方法见表5。

表5　乳腺癌分子分型

分子分型	免疫组化指标
Luminal A 型	ER/PR 阳性且 PR 高表达 HER2 阴性 Ki-67 低
Luminal B 型	**Luminal B 样（HER2 阴性）** ER/PR 阳性 HER2 阴性 且 Ki-67 高或 PR 低表达 **Luminal B 样（HER2 阳性）** ER/PR 阳性 HER2 阳性（蛋白过表达或基因扩增） 任何状态的 Ki-67
HER2 阳性型	ER 阴性 PR 阴性 HER2 阳性（蛋白过表达或基因扩增）
三阴性型	ER 阴性 PR 阴性 HER2 阴性

最不好的类型是三阴性型，也就是 ER、PR、HER2 三个指标都阴性。因为这三个指标代表着两个治疗途径的靶点，ER 和 PR 是关于内分泌治疗的靶点，HER2 是关于靶向治疗的靶点，它们都是阴性就意味着这两个治疗途径的靶点都不存在，没有靶子就无法射击，就无法进行这两种治疗。乳腺癌的四大治疗法宝就失去两个，治疗方法受限，治疗效果也就

不好。

位居最差榜的第二名是HER2过表达型。这种类型和三阴性型相比不同之处在于：HER2阳性了，ER、PR还是阴性的。相对应地，治疗方法比三阴性多了一个针对HER2的靶向治疗，但依然没有内分泌治疗，乳腺癌的四大治疗法宝失去一个。没有内分泌治疗使得这种类型的预后也不太好，但所幸靶向治疗的药物很多也很有效，使得头戴HER2靶子的肿瘤细胞能被识别并被有效打击。

预后最好的类型是Luminal A型。也就是ER和PR阳性，HER2阴性，Ki-67比较低，这就犹如考试的各门成绩都是A，每一项指标都是最好的，于是生存结局也是最好的。这里可能有人会奇怪，刚才不是说HER2阴性就少了一个靶点，少了一个治疗吗？那不是应该都阳性才最好？首先，HER2阳性不是一件好事，HER2阳性代表着这类肿瘤的侵袭性强，但应用了对应HER2靶点的靶向治疗后就能有效打击它的强侵袭性。所以，如果这类肿瘤头上不戴HER2的靶子，只头戴受体阳性的靶子，就是既没那么恶，还有得治，预后就最好了。

预后介于HER2过表达型和Luminal A型之间的类型称为Luminal B型，不属于以上三种类型的浸润性乳腺癌都属于Luminal B型。Luminal B型是乳腺癌中最多见的分子亚型。因为，三阴性型占15%左右，HER2过表达型占18%左右，Luminal A型占20%左右，剩下的都是Luminal B型了。这也好理解，各项指标都好和各项指标都差的毕竟是少数，中等生是多数。浸润性乳腺癌一般都会有某一项或某几项稍差一点，不好不坏的情况一直都是群体中的多数。

通过以上讲解，我们按照生存预后从好到差排序依次为：Luminal A型、Luminal B型、HER2过表达型、三阴性型。

● 老年乳腺癌，"不严重"

了解了分子分型、病理类型、TNM分期，就可以回答"我得的病严重不严重"这个问题了。首先要看病理类型，是原位癌还是浸润性癌，是特殊类型还是非特殊类型。如果是浸润性癌的非特殊类型，比如说浸润性导管癌（占75%左右），再来看它的先天素质（分子分型）和后天发展（TNM分期），结合先天和后天条件就能回答是否严重这个问题了。但其实用严不严重这样的词汇来回答有点不科学，我们的常用语言是复发概率是多少，5年生存预期是多少，生存预期也就是前面曾经提到的"预后"这个词。

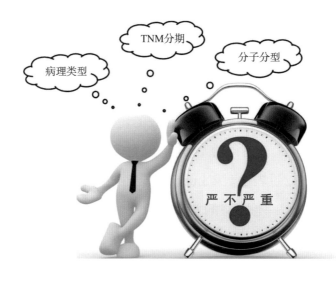

概况来说，人老了之后，身体的细胞生长都不活跃了，在这样的大环境下出现的肿瘤细胞和年轻人相比活跃程度也相对没那么强。所以，老年乳腺癌如果一定要用是否严重这样通俗的语言来定义一下的话，可以说往往先天素质没那么恶，但由于部分老人的延迟就医，后天发展有些比较严重，综合先天和后天总的情况概括来说，不算很严重。

5. 老年乳腺癌的侵袭性不强，但预后不佳

- 简单了解总生存率和乳腺癌相关生存率的含义
- 老年乳腺癌的生存特点是总死亡率中乳腺癌相关的部分只占一半
- 老年乳腺癌的侵袭性不强，但预后不佳
- 老年乳腺癌预后不佳的主要原因

　　既然老年乳腺癌的特点是侵袭性不强，好一点的类型占多数，按照前面通俗的概括就是"不严重"，按理说就应该治疗效果好、生存预后更好。但实际上，老年乳腺癌的预后是所有年龄组中最差的一组（表6）。

表6　老年乳腺癌预后在各年龄组生存分析中是最差的

年龄组	患者人数		死亡人数	模型1包括时期、年龄、分子分型	模型2包括时期、年龄、分子分型、分级	模型3包括时期、年龄、分子分型、分期	模型4包括时期、年龄、分子分型、分级、分期、手术
	数量	比例（%）	数量	HR（95% CI）	HR（95% CI）	HR（95% CI）	HR（95% CI）
20～39	480	3.7	33	2.67（1.80，3.96）	2.03（1.36，3.01）	1.52（1.03，2.26）	1.35（0.91，2.00）
40～49	2512	19.1	99	1.49（1.13，1.97）	1.31（0.99，1.73）	1.00（0.75，1.32）	0.97（0.73，1.28）
50～59	3810	29.0	99	1.00（ref）	1.00（ref）	1.00（ref）	1.00（ref）
60～69	4140	31.6	107	1.07（0.81，1.40）	1.10（0.84，1.45）	1.08（0.82，1.42）	1.02（0.78，1.35）
70～79	1518	11.6	73	2.41（1.78，3.27）	2.21（1.63，2.99）	1.74（1.28，2.36）	1.65（1.22，2.24）
80～89	660	5.0	53	5.00（3.56，7.02）	4.47（3.18，6.28）	3.19（2.26，4.49）	2.29（1.62，3.24）
总数	13120	100.0	464				

注：引自 Int J Cancer，2019，144（6）：1251-1261.

◇ 简单了解总生存率和乳腺癌相关生存率的含义

　　乳腺癌的生存率表述方法有总生存率和乳腺癌相关生存率之分，对应着也就有总死亡率和乳腺癌相关死亡率之分。

　　总死亡率就是任何原因导致的死亡比率，无论是乳腺癌导致的，还是其他疾病或者车祸，或者没有外在原因只是寿终正寝。举个例子说明：现有100个新发病的乳腺癌患者，随访5年后发现有10个人死亡了，90个人还活着，那么5年总死亡率就是10%，5年总生存率就是90%，随访到10年的时候发现20个人死亡了，80个人还活着，那么10年总生存率就是80%。每当我们讲乳腺癌好治，5年生存率能够达到90%的时候，总有人悲观地说"啊？只能活5年吗？"。这个5年只是计算节点，是为了我们方便计算、方便比较，有了相对固定的计算方式才能比较哪个药物更好，哪种治疗方法更好。

乳腺癌相关死亡率就是在一定时间节点计算时，因乳腺癌而死亡的部分，比如上文举例提到5年死亡率为10%，可能乳腺癌相关死亡率为8%，而另外的2%为非乳腺癌相关死亡率。对应地，乳腺癌相关生存率就是只考虑因乳腺癌而导致的部分，假如5年总生存率为90%，那么乳腺癌相关生存率就可能为92%。还是用100个人来举例就好理解了，100个患者随访5年时，有8个人因为乳腺癌而去世，有2个人因为其他原因去世，所以总生存率为90%，乳腺癌相关生存率为92%。

◇ 老年乳腺癌的生存特点是总死亡率中乳腺癌相关的部分只占一半

上文举例说明总生存率和乳腺癌相关生存率时用的数字，和实际情况是基本一致的，也就是说导致乳腺癌患者死亡的主要原因都是乳腺癌。但这是所有人群的一个均值，这其中老年乳腺癌患者就很不一样，她们的生存特点是总死亡率中乳腺癌相关的部分只占一半（图32）。

老年乳腺癌患者往往都伴随着很多慢性疾病，加上衰弱、失能以及自然死亡等因素，使得65岁以上老年乳腺癌患者的10年总死亡事件中有一半是来源于乳腺癌之外的原因。看到这里，是不是有人会感慨，既然只有一半的风险死于乳腺癌，那是不是就不要受罪去治疗了？要知道，这个统计数字是来源于治疗后人群的，如果不治疗就可能大部分由于乳腺癌而死亡了。而且，耽误治疗的后果不可能是彻底不来治疗，耽误的后果只可能是局部肿瘤长得很大、破出皮肤、流血流液。很多老年患者最后来医院都是不得不来，因为肿瘤一旦破出皮肤不仅持续出血，还会伴有恶臭，那个时候才真的是受罪，而且治疗效果也不佳。

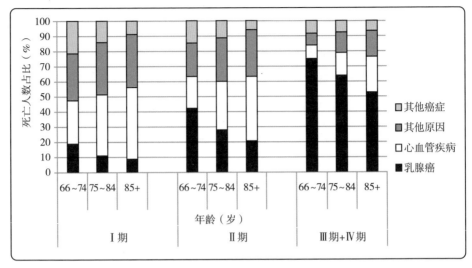

图32 65岁以上老年乳腺癌患者，不同年龄段及乳腺癌分期患者主要死亡原因分布

注：引自 Breast Cancer Res，2011，13（3）：R64.

◇ 老年乳腺癌的侵袭性不强，但预后不佳

了解了总生存率和乳腺癌相关生存率这样的专业术语，也了解了老年乳腺癌的生存特点之后，就可以开始解释老年乳腺癌的预后不佳具体是什么情况了。

首先，老年乳腺癌的总生存率是最差的。有人可能会说，总生存差是不是因为其他原因死亡造成的？如果只比较乳腺癌造成的死亡，是不是老年部分就不算差的了？这个时候我们就需要看乳腺癌相关生存率这个指标了，也就是只看因乳腺癌而死亡的情况。事实上，只看乳腺癌相关的部分，也就是乳腺癌相关生存率的比较分析中，老年乳腺癌也是各年龄段中最差的一组（表6）。

◇ **老年乳腺癌预后不佳的主要原因**

前面说过，老年乳腺癌的侵袭性不强，那些好的类型比年轻人多见，按照分子分型部分介绍的知识来看，类型越好应该预后越好。那么，为什么事实上老年乳腺癌的预后却不佳呢？原因有多个，最重要的两个是：诊治不及时，治疗不给力。

诊治不及时的问题前面也部分提到了，老年人患病后不愿给子女添麻烦，或者根本就没有注意到身体出了问题，导致很多老年乳腺癌患者耽误到局部晚期才就诊。有的老年人甚至在发现乳腺结节3年、5年后才告诉子女，肿瘤已经几乎占据了整个乳房，或者破溃面积过大无法手术。用前面分析是否严重的"先天素质"和"后天发展"的方法来看，即便老年乳腺癌的侵袭性不强，让肿瘤在身体里肆意发展太久，结局当然会变差。

治疗不给力的问题，其实是一个治疗难以按照标准方案实施的问题。老年患者常常伴有心脑血管疾病，脏器储备功能下降，面对年轻人都恐惧的化疗时，无论是患者还是家属，甚至是医务人员，都会谨慎再三，有时不得不采取退而求其次的治疗手段。另外，即便治疗开始的时候是按照标准方案来执行的，治疗过程中也常常出现不能耐受的情况，或者患者自行停止治疗的情况。

所以，治疗不及时＋治疗不给力＝较差的预后。

6. 老年乳腺癌的治疗模式与相对年轻人群相比，有所不同

- ■ 首先回答老年乳腺癌好不好治
- ■ 乳腺癌的治疗有主有辅，还有辅助和新辅助之分
- ■ 简单了解一下乳腺癌辅助治疗的四驾马车——化疗、放疗、内分泌治疗、靶向治疗
- ■ 老年乳腺癌的治疗模式与年轻人有所不同

◇ 首先回答老年乳腺癌好不好治

乳腺癌的5年生存率能够达到90%，也就是说即便得了乳腺癌，到5年的时候计算一下，9成的人都好好活着的，这个比例和某些慢性病比起来都不相上下，从长期生存这个角度来说，乳腺癌甚至已经被当作慢性病来看待了。所以说，乳腺癌好治。

尽管老年乳腺癌的预后是所有乳腺癌群体中最差的一组，但乳腺癌和其他类型肿瘤比起来，那还是好得太多了。加上近些年来乳腺癌治疗的突飞猛进，每个年龄段人群的治疗效果都在不断改善，包括老年乳腺癌。临床上把10年不复发称为"临床治愈"，乳腺癌患者经过治疗，大部

分都能做到10年无复发生存，也就是大部分人都可以做到临床治愈。所以说，老年乳腺癌是好治的。

◇ 乳腺癌的治疗有主有辅，还有辅助和新辅助之分

目前，乳腺癌的治疗还是以手术为主，以化疗、放疗、内分泌治疗、靶向治疗等为辅的综合治疗模式。也正因如此，化疗、放疗、内分泌治疗、靶向治疗等被称为"辅助治疗"（图33）。

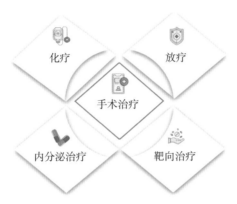

化疗

放疗

手术治疗

内分泌治疗

靶向治疗

图33　乳腺癌的综合治疗模式

经典的乳腺癌治疗策略是：乳腺癌先行手术，手术后再辅以"辅助治疗"方法。但是，有些乳腺癌的局部情况太糟了，根本无法完成手术，比如前面提到的局部晚期乳腺癌。这时只能先采用辅助治疗的方法，希望治疗后肿瘤能够缩小或者淋巴结缩小，让手术能够得以实施。这时，辅助治疗的名字就变成"新辅助治疗"了。也就是说，同样是化疗、靶向治疗等手段，用在手术前就是新辅助治疗，用在手术后就是辅助治疗。

◇ 简单了解一下乳腺癌辅助治疗的四驾马车——化疗、放疗、内分泌治疗、靶向治疗

化疗，是化学治疗的简称，是采用化疗药物来杀灭肿瘤细胞的治

疗手段。所以，化疗药物也称为细胞毒性类药物。实际上，化疗药物的杀伤作用不仅针对肿瘤细胞，它针对一切增殖活跃的细胞，谁活跃就杀伤谁。这就好像战场上的机关枪，并不仔细看，那些站起来的、活跃的细胞就首先中枪。而肿瘤细胞最本质的特点就是增殖旺盛，不断分裂，从1个细胞变成2个，再到4个，然后8个，16个……我们称之为"倍增"。因为肿瘤细胞活跃，所以肿瘤细胞首先中枪倒下。而我们身体里那些相对活跃的细胞，比如血液中的白细胞、口腔黏膜细胞等也会跟着中枪。所以，化疗过程中患者会出现白细胞降低、口腔溃疡等，我们称之为毒副作用，或者化疗不良反应。

放疗，是放射治疗的简称，是采用放射线来杀灭肿瘤细胞的治疗手段。化疗，是药物通过血液到达全身，我们称之为全身治疗，或系统治疗。而放疗只针对局部，我们称之为局部治疗。所以，放疗不会产生化疗那样剧烈的全身毒副作用。放疗的不良反应主要发生在放射线作用的局部，比如皮肤表面的灼伤，比如放射性肺炎等。随着放疗技术的不断进步，尤其是"适形"（按照肿瘤的形状进行）和"调强"（肿瘤的每个点都达到预设剂量）技术的发展（图34），放射副损伤已经大幅减轻，放疗已经成为易于耐受的一种治疗手段。

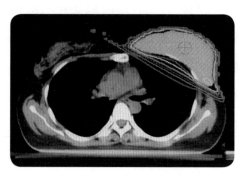

图34 乳腺癌的适形调强放疗

乳腺癌的靶向治疗是指针对HER2这个靶点的治疗方法。也就是说，只有HER2阳性的乳腺癌才需要抗HER2靶向治疗（图35）。HER2阳性和激素受体阳性有所不同。激素受体阳性的乳腺癌说明这种肿瘤细胞非常依赖雌激素这个养料，没这个养料就长不好。发现肿瘤细胞有所依赖，对我们来说这是一件好事，所以受体阳性是提示肿瘤恶性度不高的一个指标。而HER2阳性则不然，它阳性则表明这类肿瘤细胞都是跨栏高手，所幸的是，这类跨栏高手都戴着一顶帽子，上面写着"HER2阳性"。在我们不能识别它们的日子里，HER2阳性乳腺癌预后是非常差的，很早就发生远处转移。后来科学家们经过不断研究，发现这类肿瘤的共性就是都戴那顶帽子，也就是靶子，才开始研究专门攻击那顶帽子的药物，也就是靶向治疗药物。乳腺癌的治疗进展可以说是日新月异。目前，HER2阳性乳腺癌经过靶向治疗后的生存已经基本和HER2阴性的乳腺癌一样了（图36）。

图像：

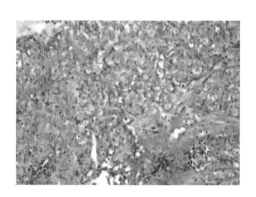

病理诊断：

　　（右乳肿物）乳腺浸润性癌（非特殊型，低分化，大小2.6cm×2cm×2.5cm）。免疫组化结果：ERα（中阳，80%），PR（中阳，10%），Her-2（0），CD10（-），CgA（-），Syn（局灶+），CK14（-），CK5/6（-），EGFR（+），Ki-67（index 80%），P53（+），P63（-）。

图35　病理检查报告单中Her-2（+++）才算是HER2阳性

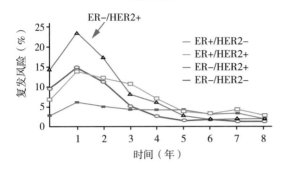

队列1：1986—1992年（*n*=3589）
无曲妥珠单抗

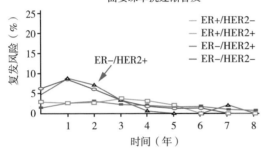

队列2：2004—2008年（*n*=3589）
曲妥珠单抗逐渐普及

图36　乳腺癌生存曲线图

注：HER2阳性患者靶向治疗后生存预后与阴性者无明显差异，抗HER2治疗明显改善了HER2阳性乳腺癌的预后。引自 J Clin Oncol，2015，33：65-73.

　　内分泌治疗，是采用内分泌治疗药物来抑制肿瘤细胞的生长。和前两个方法不同，这里提的是抑制，而不是杀灭。内分泌治疗的原理可以通过植物的生长来理解。乳腺癌细胞是有不同类型的，有些乳腺癌细胞的生长是需要雌激素作为养料的，缺少这种养料它不会马上死去，但是会慢慢枯萎，然后凋零。所以，内分泌治疗的机制是通过降低体内的雌激素水平来抑制肿瘤生长，抑制的是那些需要依赖雌激素的肿瘤细胞，也就是前面提到的ER和PR阳性的乳腺癌。而对于不依赖雌激素作为养料的那些癌细胞，也就是ER和PR阴性的乳腺癌，内分泌治疗基本是无效的。内分泌治疗是依靠不给肥料让肿瘤枯萎死去的，因此它不像化疗那样激烈，起效也不像化疗那么快。同时，内分泌治疗也就没有化疗的细胞毒效应产生的那些很强的不良反应了。

老
协
乳
与

80

◇ **老年乳腺癌的治疗模式与年轻人有所不同**

老年乳腺癌也是采用手术治疗为主，以前述四驾马车为辅的综合治疗模式。但是，这些治疗方法具体实施起来，和相对年轻的人群相比，还是有所不同的。笔者曾执笔发表了《中国老年乳腺癌治疗专家共识（2018）》（以下简称《共识》），是目前我国唯一一部老年乳腺癌治疗共识，其更新版也已于2023年发表，有兴趣阅读专业文献的朋友可以参考。下面，我们争取用通俗的语言来讲讲概况。需要着重谈的，后面也会再设一个个话题细细道来。

● 首先要评估，评估是重中之重

老年乳腺癌的治疗模式，是对应着老年患者并存疾病多、机体储备功能差、未来预期寿命相对有限这三个基本特点来的。一般乳腺癌，我们制订治疗方案的时候主要考虑疾病特点，少数有伴随疾病的情况下，酌情降低治疗强度。但是，对于老年乳腺癌来说，每个病例都需要首先考虑她的预期寿命、目前的总体健康状况如何，然后再考虑乳腺癌对她的未来生活和生命会有怎样的危害，最后综合考虑之后制订这个老年乳腺癌患者的治疗方案。

其实，对于任何一个癌症患者来说，都是首先评估，然后治疗。但一般年龄人群乳腺癌主要评估的是乳腺癌复发风险（表7），我们把它分成低、中、高三个级别，同时考虑基础健康状况。但是，老年患者的评估则首先针对基础健康状况和预期寿命，我们称之为老年综合评估（comprehensive geriatric assessment，CGA），而后才是乳腺癌的复发风险评估。

● 老年乳腺癌的治疗：不拘一格、唯效是图

医学上，确定某种药物好，或者确定某种治疗方法可行，都是需要临床试验来验证的。只有临床试验证实它够好，才能在临床上应用这种

表7　乳腺癌术后复发风险的评估

危险度	评估要点	
	转移淋巴结	其他
低度	阴性	同时具备以下6条：标本中病灶大小（pT）≤2cm；分级1级；无脉管瘤栓；ER和/或PR阳性；HER2基因无过度表达或扩增；年龄≥35岁
中度	阴性	以下6条至少具备1条：标本中病灶大小（pT）>2cm；分级2～3级；有脉管瘤栓；ER和PR阴性：HER2基因过度表达或扩增；年龄<35岁
	1～3枚阳性	无HER2基因过度表达和扩增且ER和/或PR阳性
高度	1～3枚阳性	HER2基因过度表达或扩增ER和PR阴性
	≥4枚阳性	—

药物或这个治疗方法。

　　因为基础状况不佳、不易管理等原因，老年乳腺癌既往是很少被纳入临床试验的，甚至很多临床研究的年龄上限就是70岁。这就导致临床上缺少为老年乳腺癌量身定制的治疗规范或指南，我们2018年发表的共识迄今为止是唯一一部。所以，我们提出老年乳腺癌的治疗不拘一格这个原则。既然老年乳腺癌群体有其特殊性，而且目前还缺少针对老年乳腺癌的治疗策略，那么就不要强求一致，而是应该给予老年乳腺癌更多的治疗选择。

　　用化疗来举例，各种临床治疗指南中有很多化疗的方案和用法，但是老年人常常难以耐受常规方案。那么，在用与不用之间有没有中间道路可选呢？单用口服化疗药是比较方便的，不用到医院来输液，但是效果会比常规化疗弱，同时不良反应也比静脉化疗小很多，我们称之为安全性比较好。但常规的临床指南里并没有推荐手术后口服化疗药，都是输液的。所以，我们发表的共识给出了这样的建议，某些情况下，口服化疗药物也是一种选择。只要能够有所获益，哪怕是比较小的益处，也不应放弃，所谓"唯效是图"。

　　同时也解释一下"指南"和"共识"的区别，因为很多朋友也会搜索专业文献来学习。指南，往往是有强的证据支持，比如前面提到的临床试验，要求高级别临床研究证实了才能纳入指南；共识，往往是专家共识，是这个领域的专家们共同商讨后制定的，当然专家们也不是凭空商讨，也是建立在证据基础上的，但证据级别往往没有指南的那么充分和确定。在老年乳腺癌这个命题上，想要建立高级别证据基础上的指南，首先需要解决临床研究不足的问题。这也是我们正在努力的方向，也希望更多患者朋友能够加入我们。

　　具体是怎样"不拘一格"地治疗老年乳腺癌，让我们从手术到辅助治疗慢慢道来。

7. 老年乳腺癌在手术方式上的特殊之处

■ 老年乳腺癌有哪些手术方式

■ 老年乳腺癌适合保乳吗

■ 老年乳腺癌适合保腋窝吗

◇ 老年乳腺癌有哪些手术方式

　　随着我们对乳腺癌这一疾病的认识水平不断攀升，乳腺癌的手术方式也发生了很多变化。最初人们认为乳腺癌就长在局部，所以局部切得越多越彻底，那样的岁月里乳腺癌的手术被称为乳腺癌根治术，更有甚者还需要切除肋骨和周围血管被称为扩大根治术。后来发现一味地扩大切除范围得不偿失，所以一度将手术停留在改良根治手术的模式上，也就是保留胸大肌减少局部创伤，这也是沿用至今的手术方式。再后来，人们认识到乳腺癌可能并不完全是一个局部的疾病，可能很早期就发生转移了，所以局部处理适可而止，全身治疗也得跟上，所以保乳手术应运而生了。

目前，乳腺癌的手术方式有改良根治手术、保乳根治手术、乳腺切除并前哨淋巴结切除活检手术、乳腺局部扩大切除并淋巴结切除活检手术、乳腺癌全切并一期再造手术等（表8）。这些名目繁多的手术名称看上去有点复杂，我们把它们拆解一下，分成两部分来说。乳腺部分，可以全切，可以保乳；腋窝部分，可以清扫，可以做前哨淋巴结切除活检（图37）。用更通俗的话来说，乳腺可以切、可以保，腋窝可以清扫、可以保。所以，我们的患者在全麻清醒后的第一时间就会焦急地问：我的乳房保下来了吗？我的腋窝保住了吗？

表8　乳腺癌手术方式选择

术式名称	乳腺	腋窝
单纯活检	肿物活检	不处理
乳癌改良根治术	全切	清扫
乳腺单纯切除＋前哨淋巴结切除术	全切	前哨
单纯切除术	全切	不处理
乳癌保乳改良根治术	保乳	清扫
乳癌局部扩大切除＋前哨淋巴结切除活检术	保乳	前哨
乳癌局部扩大切除术	保乳	不处理

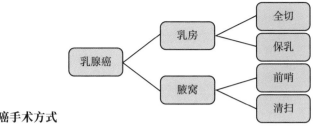

图37　乳腺癌手术方式

以上这些乳腺癌的常用手术方式同时也适用于老年乳腺癌患者，略有不同的是，老年乳腺癌患者一般不会接受一期乳房再造手术。同时，在保不保乳和保不保腋窝的问题上，也和相对年轻的人略有不同。

◇　老年乳腺癌适合保乳吗

　◉　什么是保乳手术

保乳手术的全称是乳腺癌乳房保留手术，顾名思义，乳房保留。那么肿瘤呢？可以做肿物的扩大切除或乳腺的象限切除。肿瘤不大的时候，将肿瘤像包子一样带着1cm左右的包子皮完整切除，称为肿物扩大切除术；肿瘤比较大，或者乳房体积很大的时候，可以切除更宽的包子皮，甚至达到乳腺的一个象限（图38）。

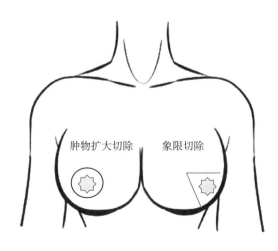

图38　保乳手术的肿物扩大切除手术或象限切除手术范围

◉ 怎么看乳腺的象限和几点钟位置

乳腺是分成4个象限的，以乳头为中心画个十字而分。当医生面对患者的时候，可以把患者的乳房看做一个钟表，那么，左乳和右乳这两个钟表的外侧和内侧对应的点钟刚好是相反的，因为内或外都是以人体中轴线为参照物的（图39）。对于左乳来说，从12点到3点称为外上象限，从3点到6点称为外下象限，从6点到9点称为内下象限，从9点到12点称为内上象限。而右乳，12点到3点是内上，9点到12点是外上。此外，我们还常常会提到中心象限，中心象限是指乳头乳晕复合体所在的区域，也就是乳腺的中心区域。

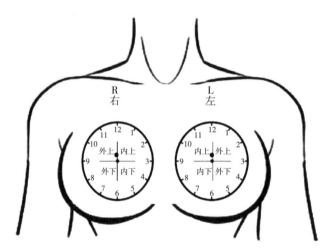

图39　左、右乳腺的象限和钟表示意

◉ 保乳手术安全吗

保乳手术和乳腺切除手术都可以达到根治的目的，二者的生存预后是相同的。经常有患者说，我要保命，我不保乳。其实，保乳和保命二者之间并不矛盾。任何医疗手段都是首先考虑生命安全，然后考虑生活质量，不会为了保留乳房而丧失安全性的。

我们得出保乳手术是安全的这个结论来自很多年前的多个大型临床研究，多个研究一致得出两种术式的长期生存率是一样的，从那时开始就奠定了保乳手术的安全性前提。但是，生存率一样，局部复发率还是有较小的差别，保乳手术由于保留了腺体，局部复发率会比乳腺全切略增高，但复发并不影响生存率，再次切除并不影响总生存率。而且要知道，乳腺全切也是有局部复发率的，也不是一劳永逸的。

◉ 保乳手术的安全性需要放疗的加持

保乳手术的安全性，是建立在术后放疗的基础上的，需要有放疗的加持才成立。保乳＋放疗＝全切，是1＋1＝2的关系，没有放疗就没有保乳手术的安全性。

从这个角度来说，如果放疗技术提高，保乳手术的安全性也应该相应提高，应该1＋1～＞2。事实也是如此。在几十年前的放疗技术的加持下，保乳手术已经达到了和全切手术同样的远期生存效果。几十年后的今天，放疗技术有了长足进步，已经有一些研究发现保乳手术的生存表现超越了全切手术（图40），功劳应该记在放疗科专家的身上。

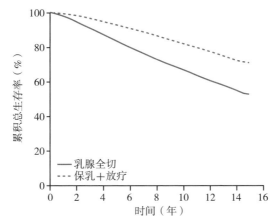

风险人数：
乳腺全切 15473 14650 13461 12303 11205 10254 5694 1668 …
保乳＋放疗 21734 21334 20556 19592 18679 17648 9303 2719 …

图40 保乳＋放疗组的生存率超过乳腺全切组

注：引自 Lancet Oncol，2016，17（8）：1158-1170.

● 保乳手术适应证

什么情况下我们会做保乳手术？用我们的专业术语来说就是保乳手术适应证是什么（表9）？

表9　保乳手术适应证

保乳适应证条目	是或否
乳腺肿瘤病灶是不是多发？	
可以接受放疗吗？	
肿瘤与乳头的关系如何？有溢液吗？	
肿瘤大小和乳房大小的关系？肿瘤过大吗？	
患者意愿	

第一，乳腺肿瘤病灶不是多发的。像那种满天星一样的大片钙化，或者一侧乳房长了好几个癌结节的，我们称之为多发病灶。即便能够做到逐个把它们切除，也是不安全的。

第二，可以接受放疗。因为保乳手术的安全性需要放疗来加持，所以只有可以接受放疗的患者才适合做保乳手术。而妊娠期女性，以及那些本来都需要避光的活跃期结缔组织病患者（如红斑狼疮等），都不适合放疗，也就不适合保乳。

第三，没有乳头溢液的患者。同侧有乳头溢液，就不能排除乳腺癌和乳头溢液的相关性，如果血性溢液那就有更大可能是有关系的。有乳头溢液就需要把乳头乳晕所在的中心象限切除，甚至更大的范围。这样的话，不能保留乳头的保乳手术似乎在美观效果上大打折扣。但是，和没有乳头比起来，切除乳房就是丢失了一个器官，更难以让人接受。所以，对只有乳头溢液或者病灶只在中心象限的患者，切除中心象限也是一种退而求其次的保乳方式，无论在美观性还是安全性方面，都是退而求其次的。既然对于乳头溢液的要求没有那么严格，我们就把乳头溢液称为保乳手术的相对禁忌证，是可以商量的。而不能放疗就是保乳手术的绝对禁忌证，是没得商量的。

第四，肿瘤体积不能过大。肿瘤体积多大算过大？这要相对于乳房体积来说。我们一般是要求肿瘤直径不超过3cm，如果乳房体积比较大，略超过3cm也是可以试行保乳的，如果乳房体积比较小，可能2.5cm大小的肿瘤也无法保乳。总的原则是，要保证在切除干净的前提下，还能得到可以接受的乳房外形。从这并不严格的表述方式可以看出，肿瘤体积这一条也是一个相对禁忌证。

第五，个人意愿。尽管前面谈了那么多适合不适合的条件，但最终，是否愿意保乳都是一个个人问题。无论保乳，还是全切，都可以达到根治性手术的目的，从安全性上来说是相等的，都是可选的。但往往就是这种选择题，才让人难以抉择。作为医生，不能诱导，不能强求，所有能做和应该做的，就是让患者获得充分的知情，充分尊重个人意愿。作为患者，受个人的认知水平、教育水平、工作背景、家庭背景等多方面因素影响，每个人都有自己最在意的方面。有的人很焦虑，不情不愿地接受了保乳手术，然后无法生活，一定要求再次切除；也有的女性提出，不能保乳宁愿不活。在生存率相等的背景知识下，在符合保乳适应证的前提下，是否保乳，只是个人选择，没有对错之分。

● 老年乳腺癌患者适合接受保乳手术

保乳手术，似乎给人一种仅仅是为了美观而存在的错觉。其实，美观效果只是其一，保乳手术同时也因保存了器官而减少了躯体创伤和心理创伤。

很多年前，几乎所有的老年乳腺癌患者都会说，我老了，孩子都大了，我不需要乳房了。那个时候，是否美观都不在她们考虑之列，只是强调切得越彻底越好。随着社会的进步，民众也有更多获取知识的途径了，现在更多的老年患者会说，既然不切除乳房也可以治得好，我当然选择保乳。

所以，老年乳腺癌患者到底适不适合接受保乳手术呢？答案是肯定的，在符合适应证的前提下，非常适合。适合的最主要原因是，老年患者群体是相对脆弱的群体，而保乳手术减少了手术创伤，避免了全麻带来的风险，提高了手术的安全性，带来了更快的恢复，更好的生活质量。

◇ **老年乳腺癌适合保腋窝吗**

保乳手术是一个规范的医学用语，但保腋窝并不是一个规范的医学用语，是为了通俗地表达不做腋窝清扫的术式。不做腋窝清扫，或者说保腋窝，有两种情况，一种是完全不处理腋窝，一种是腋窝前哨淋巴结活检。那就首先讲讲什么是腋窝前哨淋巴结活检。

在前面讲到乳腺癌的局部分期的时候，我们将肿瘤离开局部、进入脉管比喻为上了公路，要向远处跑。对于乳腺来说，最大的出城收费检查站就是腋窝，我们就把腋窝的第一个检查口称为前哨淋巴结，前哨淋巴结也被称为哨兵淋巴结（图41）。因为到了腋窝的肿瘤细胞90%以上要从第一个检查口经过，所以理论上，我们只要看看第一个检查口有没有坏人来过的痕迹就能判断肿瘤细胞是否已到达腋窝了。因此，我们通过检测前哨淋巴结有没有问题来判断腋窝有没有问题，如果前哨淋巴结有问题（阳性）就需要清扫腋窝，如果前哨淋巴结没问题（阴性）就不需要清扫腋窝（图42）。

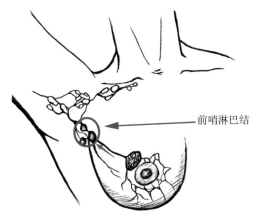

前哨淋巴结

图41　腋窝前哨淋巴结示意

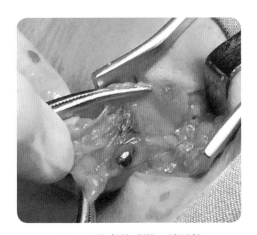

图42　腋窝前哨淋巴结活检
注：经蓝色染料示踪后，可以清晰显示蓝染的淋巴管和蓝染淋巴结。

根据前哨淋巴结的阳性或阴性来决定是否清扫腋窝的情况适用于乳腺切除手术，如果是保乳手术，规则会略有不同，有可能1～2个前哨淋巴结阳性也不需要清扫，这么做的理由是来自于多个临床研究的结果。具体的实施标准太过专业，还是需要咨询专科医生后根据具体情况来决定。

对于老年乳腺癌来说，腋窝保不保的问题具有特殊性。

对于相对健康、预期寿命很长的老年患者而言，可以遵循上述常规方案，像对待年轻人一样按照指南处理。但如果是年龄比较大（70岁以上）、腋窝没有发现明确的转移淋巴结（我们称之为临床阴性），我们在《中国老年乳腺癌治疗专家共识（2018）》中为这部分人群提供了一个虽有争议、但可以选择的处理方式——免除腋窝手术。就像对待原位癌那样，免除腋窝手术是在预期发生腋窝转移的风险非常小的情况下的一种处理方式。

8. 老年乳腺癌在化疗方面的特殊之处

■ 化疗前的评估尤为重要
■ 老年乳腺癌患者可以根据健康分级采取不同强度的化疗方案
■ 口服化疗药物有效吗

◇ 化疗前的评估尤为重要

前面提到，在老年乳腺癌接受治疗之前，需要首先做老年评估。在乳腺癌的所有治疗手段中，化疗的不良反应是最大的，治疗风险也是最高的，甚至超过了全麻手术的风险，所以，在化疗前的老年评估尤为重要。

目前比较全面的老年综合评估（CGA）包括功能状况、合并症、复合用药、营养状况、认知功能、心理状况、社会经济状况及老年综合征8个维度的数百个问卷条目内容。完成这样一份全面的老年评估需要将近1小时的时间，这在外科系统中是很难实现的，而且很多内容和外科的相关性也不是很强。所以，笔者所在医疗中心正在研究适合老年乳腺癌患者采用的简明版的评估方法aCGA。在aCGA问世之前，希望通过下文让大家简单了解哪些因素与老年乳腺癌的治疗密切相关。

最重要的两个因素是功能状况和并存疾病。

功能状况是指老年人的体力活动功能状况，比如生活能否自理、能否从事简单劳动等。目前，临床上普遍采用的功能状况评估方法是美国东部肿瘤协作组（Eastern Cooperative Oncology Group，ECOG）评分。ECOG评分标准如下。0分：活动能力完全正常，日常生活及工作完全不受限；1分：能自由走动及从事轻体力活动，包括一般家务或办公室工作，但不能从事较重的体力活动；2分：能自由走动及生活自理，但从事一般家务或办公室工作等轻体力活动有困难；3分：生活仅能部分自理，日间一半以上时间卧床或坐轮椅；4分：卧床不起，生活不能自理；5分：死亡。ECOG评分0～1分者提示健康状况良好，1分以上提示健康状况不佳。ECOG评分使用简单，结果易读，由医务人员使用评估，缺点是内容不够详细，结果的区分度不够。而日常生活活动功能评定量表（activities of daily living，ADL）和工具性日常生活活动功能评估量表（instrumental activities of daily living，IADL）内容翔实，由患者提供信息，评估充分。如ADL评估患者洗澡、穿衣、如厕、移动、进食、大小便控制等基本生活能力；IADL评估患者能否独立完成做家务、使用电话、服药等利用工具的日常生活功能。但显然，越充分的评估操作起来越繁杂，如何找到又快又好的方法就留给医务人员去解决。至少我们现在知道：功能状况评估是与老年乳腺癌的治疗息息相关的，是了解机体储备功能的重要方法。

并存疾病是指除了目前讨论的这个疾病之外，还存在哪些相关的明确疾病。比如说，一个老年乳腺癌患者，她同时患有甲状腺癌、高血压、过敏性鼻炎、幼年时的大面积烧伤。以上这四个都会纳入我们的老年评估吗？并不是。只有甲状腺癌和高血压才是并存疾病，而幼年时的烧伤是既往史。过敏性鼻炎是疾病，但不属于老年评估需要纳入的并存疾病范畴，也就是说和目前讨论疾病的治疗没有明显相关性。那么，哪些疾病可以纳入老年评估的并存疾病范畴呢？不同的评价方法有不同的定义，比如说Charlson合并症评分选择的是包括恶性肿瘤、心脑血管疾病等在内的共17种疾病，老年累积疾病评估表（CIRS-G）选择的是13个系统的疾病，并需要提供疾病程度。我们需要了解的是：并存疾病是与老年乳腺癌的治疗密切相关的，相关疾病越多、越重，患者对治疗的耐受能力越差。

除了功能状况和并存疾病，营养状况、认知功能、心理状况、社会经济状况等也是老年评估需要评价的方面，但从权重来说没有前二者那么重要。权重，就是这个因素在我们讨论的这个问题里占多重要的地位。

无论应用哪种评估方法，我们都会将老年乳腺癌患者区分为健康、中等、衰弱三个级别。老年患者群体是一个异质性很强的群体，同样是70岁，有的在跑步，有的只能照顾自己，还有的可能在卧床。即便是85岁的老人，也可能活出了50岁的风采。所以，尽管年龄也是一个考量因素，但年龄远远无法决定老年乳腺癌患者的治疗方案，影响治疗方案制订的一定是评估后的健康分级（图43）。

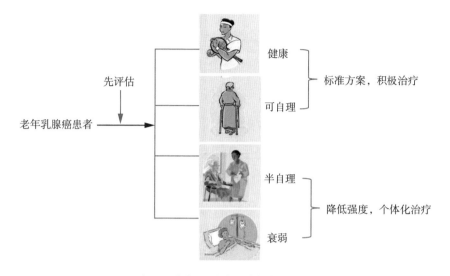

先评估

老年乳腺癌患者 ——→

健康
可自理

标准方案，积极治疗

半自理
衰弱

降低强度，个体化治疗

图43 老年乳腺癌，先评估再治疗

◇ **老年乳腺癌患者可以根据健康分级采取不同强度的化疗方案**

首先应该再次强调的是，老年人不等于衰弱的人，老年人多数是健康的。所以，经过老年评估判断为健康等级的人群，应该鼓励她们接受标准的治疗方案，不要因年龄而随意减量或降低治疗强度。但毕竟老年患者的储备功能差于年轻人，所以治疗中需要更为密切的监测，一旦出现治疗耐受不佳，要及时降低剂量或强度。

同时，老年患者中也一定有一部分是不够健康的，可能判断为衰弱，也可能不够健康也算不上衰弱，也就是中等。

对于健康状况中等的老年乳腺癌患者，是否化疗、如何化疗是需要医生和患者充分沟通后共同决定的。我们可以选择少一点药物、短一点疗程，还可以在合理范围内降低剂量，也就是前面说的降低剂量或强度。我们还可以选择口服化疗药物，没那么大反应，容易耐受。对于健康中等的这部分人群，需要医患共同树立治疗信心，不要轻易放弃。

对于一般情况比较差，评估为衰弱的老年患者，化疗一般是不推荐的。所幸的是，老年乳腺癌的多数都是受体阳性的类型，就是那种需要养料才能存活的肿瘤，只采用内分泌治疗也能达到很好的治疗效果。评价为衰弱的老年患者还是少数，这时首先要预估寿命、评估风险、侧重支持治疗，然后才是医患双方沟通治疗利弊、制订治疗方案。此外，衰弱群体的治疗往往更多考虑的是生活质量，而非单纯延长生存期。

◇ 口服化疗药物有效吗

因为口服化疗药物不是乳腺癌的标准辅助治疗方案，简单说就是：指南中，乳腺癌手术后的化疗方案中是没有口服化疗药这个推荐的。所以，我们面对需要化疗但健康状况不佳的老年乳腺癌患者时，可能会说，"您需要化疗，但是您可能难以耐受静脉化疗，我们可以选择口服化疗药物，效果略差，但副作用也会小，容易耐受。但这个治疗方法不是标准方案，指南没有推荐。"这时，患者往往都会问，"为什么不推荐呢？口服化疗药有效吗？"

首先需要肯定地回答，口服化疗药是有效的。

前面我们说过，一个药物或者一个治疗方案可以应用在某个人群是需要首先做临床试验的。在老年乳腺癌人群中，需要首先研究一组人群不化疗，另一组人群接受口服化疗药，然后发现吃药的这一组生存结局更好，那么这个药物就会被指南推荐。但是目前，这样的研究并没有。然而，有很多研究已经证实了这些药物在其他情形下是非常有用的，比如说发生转移的患者、化疗完成后想再加强一下的患者，这样的研究中都证实了口服化疗药的有效性。所以，我们首先肯定药物是有效的，但是研究是不足的。

我们在前述共识中提出，老年乳腺癌患者在需要化疗但难以耐受静脉化疗的时候，可以考虑口服化疗药物，就是本着为老年患者多提供一条治疗之路，减少因"全或无"的艰难决策而放弃治疗的初衷。

说了这么多，就是想提醒，老年乳腺癌患者相对脆弱，需要评估，尽管目前相关的研究还不多，指南还不充分，我们也不要轻易放弃治疗。不要期望她们都能走在已经规划好的这条治疗之路上，她们有的衰弱、有的顽强，我们在指南不够完善的时候，可以给她们多一些道路，多一些选择，期待未来我们能够更多地为她们量体裁衣、从容救治。

9. 老年乳腺癌在内分泌治疗方面的特殊之处

- 内分泌治疗是如何起到治疗效果的
- 内分泌治疗的常用药物有哪些？副作用大吗
- 老年乳腺癌在内分泌治疗方面的特殊之处

前面说过，受体阳性的乳腺癌是好的类型，也说过，老年乳腺癌中受体阳性型的比例比年轻人高，也就是说好的类型多。还说过，只有受体阳性型的乳腺癌采用内分泌治疗才是有效的。下面就具体讲讲内分泌治疗是如何起到治疗效果的，都有哪些内分泌治疗药物，以及老年乳腺癌的内分泌治疗有何特殊之处。

◇ 内分泌治疗是如何起到治疗效果的

乳腺癌中，绝大多数都是导管癌，导管主要受雌激素调控。所以，雌激素是和乳腺癌关系最为密切的激素。

女性体内的雌激素是从哪里来的呢？这要分为绝经前人群和绝经后人群来回答（图44）。绝经前人群的卵巢功能是正常的，雌激素是由卵巢分泌的。绝经后人群的卵巢功能已经衰退了，不能工作了，雌激素则是由雄激素转化而来。这个转化过程中需要一种酶，叫做芳香化酶，它是转化过程中至关重要、无可替代的一环。

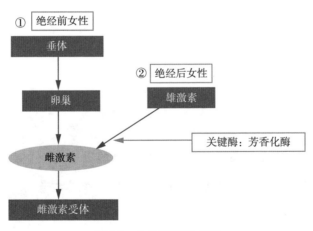

图44　女性雌激素来源

前面说过，对于受体阳性的乳腺癌来说，雌激素是癌细胞赖以生存的养料，没有这个养料癌细胞就会慢慢枯萎、死亡。那么，降低体内的雌激素水平，癌细胞养料减少或者失去，就会减灭癌细胞，这就是内分泌药物治疗乳腺癌的原理。

◇ **内分泌治疗的常用药物有哪些？副作用大吗**

　　既然绝经前人群和绝经后人群的雌激素来源不同，那么降低这两类人群的雌激素水平的方法也就不同（图45）。

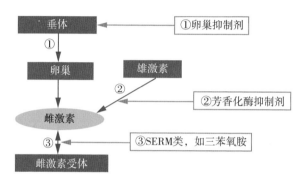

图45　内分泌治疗药物作用机制
注：SERM，选择性雌激素受体调节剂。

● 卵巢抑制剂用于绝经前人群

　　绝经前人群的卵巢功能是旺盛的，不断分泌雌激素。所以，要想降低这部分人群的雌激素水平，就需要抑制卵巢功能。100多年前的医者就已经开始了这方面的探索研究。那个时候还没有药物，采用切除卵巢的方法挽救了很多乳腺癌患者的生命。后来发明了很多药物，我们称为卵巢抑制剂，也可以达到让卵巢不工作的目的。要知道，卵巢不工作是绝经后人群的特质。一个年轻人，应用卵巢抑制剂后最主要的表现就是一步跨入了绝经后状态。所以，卵巢抑制剂可以应用于绝经前人群来降低体内雌激素水平，从而治疗乳腺癌，最大的副作用就是随之而来的更年期表现和绝经后表现。

● 芳香化酶抑制剂用于绝经后人群

绝经后人群的雌激素主要由体内的雄激素转化而来，关键酶是芳香化酶。如果使芳香化酶不工作了，这个转化过程就被打断了，雌激素水平就会降低。所以，绝经后人群的内分泌治疗可以采用芳香化酶抑制剂（aromatase inhibitor，AI）。我们知道，绝经后女性的骨质疏松和骨关节不适主要是因为绝经后女性的雌激素水平降低。绝经后女性本来雌激素水平就比较低了，采用药物使得它更低，于是骨质疏松和骨关节症状也就会更加严重。所以，AI类药物是通过抑制芳香化酶这个关键酶来降低绝经后人群的雌激素水平，从而治疗乳腺癌，最大的副作用就是骨质疏松和骨关节症状。

● 绝经前和绝经后人群都可以应用的药物

还有一类内分泌治疗药物不是降低雌激素的，它是用来降低雌激素受体水平的。首先，雌激素刺激肿瘤细胞生长不是自己独立完成的，它要先和雌激素受体结合，才能引发后面一系列连锁反应，最终造成肿瘤旺盛生长。所以，无论是卵巢分泌的雌激素，还是雄激素转化来的雌激素，最终都需要找到雌激素受体并与之结合才能发挥作用。那么，降低雌激素受体的水平也能起到治疗乳腺癌的作用，这类药物我们称之为选择性雌激素受体调节剂（selective estrogen receptor modulator，SERM），简称SERM类药物，常见的如三苯氧胺、托瑞米芬等。这类药物的结构类似雌激素，和雌激素长得很像，于是和雌激素去竞争雌激素受体，这样雌激素和受体结合就明显减少了，从而雌激素刺激肿瘤细胞生长的作用就被抑制了。我们称这种药物作用机制为"竞争性抑制"。

这一类药物不像前两类那样从根本上断绝雌激素的来源，而是竞争性抑制，所以从药效强度上来说是不如前两类的。同时，不论是卵巢分泌的雌激素，还是雄激素转化来的雌激素，SERM类药物都能通过抢夺受体的机制使得雌激素无法正常工作，所以SERM类药物并不限定患者为绝经前还是绝经后，两类患者均可使用这一药物。

从上面的介绍不难看出，从药效强度来说，卵巢抑制剂和AI类药物都比SERM类药物强，同时前二者的副作用也比SERM类大一些。尤其是卵巢抑制剂，使得年轻女性一下子进入绝经后状态，也就是去势，对身体和心理的影响还是很大的。即便如此，内分泌治疗药物的副作用也难以和化疗同日而语，它们完全不在一个量级上。所以，内分泌治疗才能动辄5年或10年的应用，就是因为相对来说副作用还是比较小的。

◇ **老年乳腺癌在内分泌治疗方面的特殊之处**

◉ 老年乳腺癌首选AI类药物

了解了内分泌治疗的机制，不难发现，卵巢抑制剂肯定是不能用于老年乳腺癌患者的，另外两种类型药物是可以用的。那么，另外两种药物该如何选择呢？

因为前面说过AI类药物的作用比SERM类药物的作用强，在降低乳腺癌复发率、提高患者生存率方面都比SERM类的效果更好。所以，老年乳腺癌首选AI类药物。

但是，AI类药物对骨代谢的影响会加重老年人的钙丢失，出现关节痛、肌肉痛，甚至骨折等事件。所以，应用AI类药物的同时必须补钙。如果本来骨质疏松就很严重，骨折风险比较高，就需要考虑牺牲一点疗效，增加一点骨质方面的安全性，换用SERM类药物了。

◉ 老年乳腺癌患者是否需要延长内分泌治疗

内分泌治疗方案刚刚开始实施的时候，疗程都是5年。后来的临床研究发现，对于一些病期比较晚、复发风险比较高的患者来说，延长内分泌治疗可以使她们继续获益，继续降低风险。所以出现了延长内分泌治疗这种方案，内分泌治疗的总时长可以是5年、6～7年、10年。这个时长的规定都是建立在相应的临床研究基础上的。

对于老年乳腺癌患者是否需要延长内分泌治疗的问题，首先要遵循一般年龄人群原则，结合临床病理类型、分子分型等指标评估是否存在中高复发风险；同时，结合老年患者的身体条件和治疗耐受情况综合评价。如果一般状况佳、病理分期较晚且对内分泌治疗耐受良好，也可以个体化考虑延长内分泌治疗；如果预期寿命有限、复发风险不是很高，就无需延长内分泌治疗。总的来说，老年乳腺癌患者，相对于年轻患者来说，延长内分泌治疗较少应用。

如果选择了延长内分泌治疗，药物选择方面可以是原有AI类药物的延长，也可以结合患者的骨密度变化考虑换用SERM类药物。有的患者可能会觉得AI类药物既然效果更强就一直用下去，但其实老年人的骨丢失问题也非常值得关注，药效和副作用需要权衡考虑。

◉ 好好吃药，是最有效的治疗

按照医生的嘱咐按时吃药、好好吃药、吃够疗程，我们称之为"治疗依从性"。老年患者是治疗依从性最差的群体，同时内分泌治疗的疗程又比较长，所以老年乳腺癌患者的治疗脱失率达到了30%左右。

老年乳腺癌多数是激素受体阳性的类型，多数是内分泌治疗很有效的，如果没有这些治疗脱失，如果每个患者都能好好吃药、按时复查，老年乳腺癌的治疗结局将会比现在好很多。

好好吃药，不仅是老年乳腺癌患者最重要的功课，也是所有儿女们的重要功课，不需要买补品、不需要花大价钱，只需要听医生话，好好吃药，就是最有效的治疗。

10. 老年乳腺癌在靶向治疗方面的特殊之处

■ 什么是靶向治疗

■ 靶向治疗药物的分类

■ 靶向治疗是温柔而有力的

■ 老年乳腺癌靶向治疗的特殊之处

◇ **什么是靶向治疗**

之所以叫靶向治疗，取其目标精准之含义。它不像化疗那样无差别扫射，化疗的治疗效果是明显，副作用也是明显的，而乳腺癌的靶向治疗治疗效果是明显的，副作用却是轻微的。所以，靶向治疗像内分泌治疗那样，被称为乳腺癌治疗的又一里程碑。

最初，乳腺癌的靶向治疗就是指针对HER2基因这个靶点（图46）的治疗，后来发现了更多的靶子，但因为HER2基因是最经典、最成熟的治疗靶点，所以在不加说明的情况下，靶向治疗就是指针对HER2靶点的抗HER2治疗。

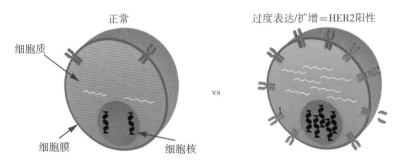

正常　　　　　　　　　　过度表达/扩增＝HER2阳性

细胞质

vs

细胞膜　　　　　　细胞核

图46　HER2靶点示意图

　　既然HER2基因是治疗靶点，就需要肿瘤细胞头戴这个靶子治疗才有效。癌细胞头戴这种靶子被称为"HER2阳性"，这在病理检查报告单中表达为CerbB-2（＋＋＋）或Her-2（＋＋＋）。我们的病理检查报告单一般检测的是蛋白质，也就是基因的表达产物。三个加号就是高表达的意思，理论上来说只有基因扩增了蛋白才会高表达，所以，我们用蛋白表达的情况间接地了解基因是否扩增，扩增了即为阳性。按照这个说法，CerbB-2（0）就是完全没表达，CerbB-2（＋）就是低表达，这两种情况都被称为HER2阴性。如果CerbB-2（＋＋），那就是中等表达，难以借此判断HER2基因是否有扩增，我们就需要做基因检测来明确了。最常用的HER2基因检测的方法是荧光原位杂交技术（fluorescence in situ hybridization，FISH），FISH检测结果是以数值来表示的，并且会给出明确的阴性、阳性这样的结论。可能有人会有疑问，为什么不直接检测基因，为什么要通过检测蛋白的方法间接了解基因是否扩增？这是因为基因检测目前还是比较昂贵的检测项目，刚才的两种检测方法比较会有10倍的价格差距，而蛋白检测（我们称为免疫组化法）成熟而准确，因此是临床上首先采用的病理检测方法。

HER2过表达就使得这种癌细胞具有增殖明显、容易转移的特点，但HER2的这个功能需要首先经过一个活化的步骤，就像藏在瓶子里的魔鬼，活化就是打开魔瓶的塞子。靶向治疗就是针对HER2过表达的肿瘤，用药物来抑制活化，使它不被激活，于是阻断了后续的促进增殖转移等后续反应。

◇ **靶向治疗药物的分类**

抗HER2的靶向治疗药物目前大致分三种类型。

第一类是目前临床应用最广的人源化单克隆抗体，包括曲妥珠单抗和帕妥珠单抗。基因就像底片，拿着底片冲印出来的照片就是蛋白质。HER2基因扩增了，相当于底片增多了，原本一张底片只冲印10张照片，现在底片变成4张了，照片就冲印出40张了，这个过程就叫做过表达。那些单克隆抗体就像相框，和照片结合，使得照片失去活性。

第二类是小分子酪氨酸激酶抑制剂，也是通过和照片结合的方式来抑制照片活性，但是结合的方式和位点不同，可以把这种药物想象为图钉，把照片钉在墙上。总之，照片又无法活动了。这类药物的名称有个特点，都叫××替尼，如拉帕替尼、吡咯替尼等。目前这一类药物更多地出现在解救治疗领域，也就是复发转移之后的治疗，未来走入辅助治疗领域也是很有可能的，临床试验已经开展很多了。

第三类是近些年的新宠，我们称之为"制导导弹"的单克隆抗体和化疗药的偶联物——ADC（antibody drug conjugate）药物。严格地说，它不能完全算作靶向治疗药物，因为它是靶向药物和化疗药物的结合，化疗药物被准确制导到肿瘤细胞，化疗药物的功劳也占一半。它是在靶向治疗成熟的基础上发展而来，而且依赖靶向药物来发挥超强的作用，所以目前ADC药物还是归在靶向治疗范畴内。代表药物是T-DM1和新近出炉被戏称为神药的DS-8201。

HER2基因在1985年被发现，1987年走进乳腺癌研究领域，1992年它的单克隆抗体研制成功。此后，开展了曲妥珠单抗这个药物的Ⅰ期临床研究、Ⅱ期研究、Ⅲ期研究，1998年在美国肿瘤学年会上发布研究成果后，不到半年就被快速批准上市，开始应用于临床。能够被快速批准，是因为这个药物降低了1/3的死亡风险，减少了一半的复发率，如果有神药这个词，它首先值得拥有。它的出现，使得之前非常难治的HER2阳性乳腺癌变成小菜一碟。更重要的是，它开启人类研究乳腺癌靶向治疗的大门。这个里程碑价值，意义更为重大。

靶向治疗是如此有力，它的副作用却比化疗轻很多，它是温柔的。

谈到化疗的时候，无论是患者还是医生，没有不紧张的，我经常对自己的患者朋友说，我们要开始长征了。长征，充满艰难险阻的路程，虽未经历，但可以想见。而靶向治疗，完全不影响日常生活，长达1年的治疗时间里，可以工作，可以旅行。

靶向治疗唯一值得关注的副作用就是心脏毒性，听起来有点可怕，影响心脏啊。其实不然，靶向治疗的心脏事件发生率不到3%，即便发生了，绝大多数都是可逆的，也就是说及时停药还能恢复。而同样有心脏毒性的蒽环类化疗药（如吡柔比星、表柔比星等），它的心脏毒性多数是严重而不可逆的。从这一点来说，靶向治疗实在温柔。

◇ 老年乳腺癌靶向治疗的特殊之处

目前临床上都是把靶向治疗和化疗联合应用的，二者联合有协同作用，也就是1＋1＞2的效果。但是，化疗药本来就有各种副作用，靶向

与乳协老

106

治疗虽然温柔但也对心脏有影响，而且老年人本来心脏储备功能就不好，老年乳腺癌接受靶向治疗可行吗？

◉ 老年乳腺癌的靶向治疗是安全的，如有必要可以降低化疗强度

首先，靶向治疗对心脏的影响是可以提前预警的，我们通过每3个月一次的心脏功能检查能够尽早发现（图47），如果有射血分数降低应及时停药，可以有效避免心脏事件的发生。如果有心脏基础疾病，担心化疗

北京协和醫院

超声心动图诊断报告

姓名：		性别：女		年龄： 67岁	
科室：乳腺外科门诊（西院）				HISID:	
病房：—				病历号：—	

心脏：

近端升主动脉	32mm	主动脉窦部	30mm	左房前后径	29mm
右室前后径	23mm	室间隔	7mm	左室后壁	7mm
左室舒张末内径	44mm	左室收缩末内径	27mm	左室缩短分数	39%
左室射血分数（M）型	70%	主肺动脉	21mm	三尖瓣反流速度	2.0m/s
TAPSE	25mm	E/A	0.7↓	二尖瓣平均E/E′	8
下腔静脉	13mm		（参考值>0.8）		

检查所见：
二维、M型超声检查：
心脏各房室内径正常；
左、右室收缩功能及室壁运动未见异常；
各瓣膜形态结构及启闭未见异常；
无心包积液；
彩色多普勒血流显像、脉冲多普勒及连续多普勒；各瓣膜血流速度未见明显增快，未见异常反流束，二尖瓣血流频谱及瓣环组织多普勒示左室舒张功能减低（Ⅰ级）。

诊断意见：
左室舒张功能减低（Ⅰ级）

检查医生： 记录员：

告知：超声检查受患者自身因素如肥胖、气体干扰、病变位置特殊、疾病所处不同阶段等，及设备因素、不同检查者对图像的判读可能存在差异等影响。超声检查系辅助检查，其检查结果仅为临床医师提供辅助依据，请以临床最后诊断或病理诊断为准。

图47 超声心动图报告单

和靶向治疗的副作用双重叠加，权衡获益和风险来说，也建议保留靶向治疗、降低化疗强度。

2015年，《新英格兰医学杂志》发表了APT研究结果，给我们提供了一种适用于不到3cm的小肿瘤、没有淋巴结转移情况下的单药化疗＋曲妥珠单抗治疗方案，7年总生存率达到了95%。对于老年乳腺癌来说，这也是一个可以选择的方案。

所以，老年乳腺癌患者评估为比较健康的，可以按照指南规范诊疗，有相关基础疾病的也可以考虑降低化疗强度。无论采用哪种方案，都需要比一般年龄人群更为密切地关注心脏储备功能变化。

● 老年乳腺癌选择双靶治疗时，需要密切关注心脏功能变化

抗HER2治疗中，双靶联合（曲妥珠单抗＋帕妥珠单抗）已经成为一个常用方案。两个靶向治疗药物，都有可能造成心脏功能损害，二者联用副作用会不会加倍呢？临床研究的数据显示，从总人群来看，二者联用并没有明显增加心脏事件数，仍然在3%左右。

但是，临床研究同时也发现，如果是65岁以上人群应用双靶，则发生心脏事件的风险是65岁以下人群的2倍。所以，我们在《共识》中建议：低复发风险的老年乳腺癌患者采用曲妥珠单抗1年治疗，高复发风险人群可以考虑双靶联合治疗，但治疗前需要充分告知风险和获益，治疗过程中须更加密切观察并监测心脏储备功能变化，及时做出调整或停药。

11. 老年乳腺癌在放疗方面的特殊之处

■ 保乳手术后，很多老年乳腺癌患者可以免除放疗

■ 乳腺全切手术后，老年乳腺癌患者可以酌情选择放疗

　　放疗在乳腺癌中的应用主要发生在三个场景中：第一，保乳手术后；第二，乳腺全切手术后的局部放疗强化；第三，解救治疗。

　　解救治疗，就是复发转移后的治疗，是一个复杂而个体化强的治疗阶段，很难在科普内容中学习这部分知识。下面就谈谈前两个场景中，老年乳腺癌患者的特殊之处吧。

◇ 保乳手术后，很多老年乳腺癌患者可以免除放疗

　　前面说过，保乳手术后必须放疗，保乳手术＋放疗才能等于全切，放疗是保证安全性的前提。现在又说部分老年乳腺癌患者可以不放疗？

　　首先，保乳手术安全性的结论是来自于20世纪80年代的几个大型研究，其中最著名的是美国的NSABP B-06研究和欧洲米兰癌症研究所开展的Milan研究，我们通常简称它们为"B-06"研究和"米兰"研究。研究发现：长达20年的随访结果显示，保乳手术＋放疗与乳房全切的生存获益相当，在无病生存期、无转移生存期和总生存期方面均无差异。所以，我们说的安全性是指20年的长期生存没有差异。对于老年乳腺癌来说，这个年龄组人群的平均预期寿命都不到20年，那么放疗使得这个年

龄组人群的获益也就显得没有那么明显。

然后，我们再从实际发生的临床研究结果来看。有关老年乳腺癌保乳后是否需要放疗这个问题，临床研究也很多，最著名的研究有两个，分别是CALGB 9343研究和PRIME II研究。这两个最重磅的研究结论是一致的，老年乳腺癌如果类型比较好（受体阳性型）、肿瘤不是很大（≤3cm）、没有淋巴结转移，那么保乳手术后放疗和不放疗的5年总生存率、10年总生存率和10年乳腺癌相关生存率都没有差别。基于这些大型随机临床研究的结果，符合上述条件的老年乳腺癌保乳术后患者免除放疗已经被纳入国内外的治疗指南。

对于不符合上述条件的保乳手术老年患者，是否也可以选择免除放疗呢？一般来说是不可以的，因为放疗还是相对安全的，除非存在明确的放疗禁忌证，否则我们还是鼓励老年乳腺癌患者接受标准治疗。但如果是高龄患者呢？我们知道，放疗的目的是加强局部的控制，局部出现问题然后向远处转移是需要一个过程的，高龄患者的预期寿命有限，从而加强局部控制的获益也有限，所以高龄患者的局部放疗问题是一个需要乳腺外科医生和放疗科医生个体化考量的问题。

◇ **乳腺全切手术后，老年乳腺癌患者可以酌情选择放疗**

对于乳腺全切术后是否需要放疗的问题，并没有像保乳手术那样有高级别证据的研究。

乳腺全切手术后的局部放疗强化，一般用于乳腺肿瘤比较大，腋窝淋巴结转移比较多的情况下。这种情况下，放疗的必要性无疑是肯定的，但能否承受也无疑是必须考虑的。放疗和化疗比起来那是温柔很多了，而且适形和调强技术的发展使得放疗副反应已经非常小了。所以，我们鼓励老年乳腺癌患者按照一般性原则接受放疗，但具体的实施需要基于肿瘤复发风险和患者身体状况综合评价，权衡考虑放疗对局部复发的控制和患者对放疗副反应的耐受，并与患者及家属做充分沟通后个体化决策。简单地说，对于肿瘤复发风险较低或预期寿命有限时可以考虑免除放疗，而对于身体素质佳、局部复发风险较高者鼓励接受标准的放疗方案。

12. 老年乳腺癌的筛查方法和年轻人略有不同

■ 一般年龄人群的乳腺癌筛查方法，东西方女性有所不同
■ 老年女性的乳腺类型多数是脂肪型
■ "健康的"老年女性需要每年做乳腺检查
■ 老年乳腺癌的筛查更强调乳腺自我检查

◇ 一般年龄人群的乳腺癌筛查方法，东西方女性有所不同

中国女性的乳房和欧美国家女性的乳房有所不同，东方女性的乳房

体积偏小、腺体致密，而西方国家女性的乳房体积偏大、下垂、脂肪含量较高。此外，中国乳腺癌的高峰发病年龄比西方国家乳腺癌的高峰年龄提前了10岁左右，也就是高峰人群更年轻。所以，中国女性的筛查方法是以超声为主、钼靶为辅，而西方国家女性的筛查是以钼靶为主、超声为辅。

◇ 老年女性的乳腺类型多数是脂肪型

关于乳房的致密度问题，其实就是乳房的腺体和脂肪比例的问题，乳房中腺体多、脂肪少就称为致密度高，腺体少、脂肪多就称为致密度低。我们在看钼靶报告的时候，除了最后结论部分的BI-RADS分级，还能在描述部分看到腺体的BI-RADS分型，就是在表达腺体的致密度问题。乳房的腺体分型共分为a、b、c、d四型。a型是脂肪型，乳腺腺体含量不足25%；b型是少量腺体型，腺体含量在25% ～ 50%；c型是多量腺体型，腺体含量在50% ～ 75%；d型是致密型，腺体含量在75%以上。我们看到的钼靶报告，有的用a、b、c、d这样的字母来表示腺体分型，有的用1、2、3、4来表示，还有的采用描述性语言直接写"致密型腺体"等（表10）。

表10　乳房致密度表述方法对照表

BI-RADS 分型	BI-RADS 分型	文字表达
a	1	脂肪型（乳腺多为脂肪组织，腺体占25%以下）
b	2	少量腺体型（乳腺内散在腺体，腺体占25% ～ 50%）
c	3	多量腺体型（乳腺腺体占50% ～ 75%）
d	4	致密型（乳腺组织非常致密，腺体占75%以上）

女性从青春期乳腺开始发育，到生育期、更年期、绝经后，乳房逐渐经历了以上四程的变化。青春期的乳腺多数是致密型，生育期女性的乳腺多数是多量腺体型，绝经后女性多数是少量腺体型，老年女性的乳腺腺体含量就更少了，多数是脂肪型腺体（图48）。

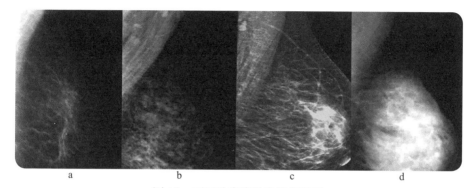

图48　不同致密度的乳腺钼靶图

注：a.脂肪型；b.少量腺体型；c.多量腺体型；d.致密型。

老年女性的乳腺脂肪含量高、腺体疏松，更接近西方人群乳腺的总体表现，所以钼靶检查方法在老年人群的乳腺癌筛查中是有重要价值的。

◇ "健康的"老年女性需要每年做乳腺检查

美国癌症协会（American Cancer Society，ACS）是最早开展乳腺癌筛查研究的，也是定期发布乳腺癌筛查指南的权威组织。最经典的乳腺癌筛查指南是ACS在2003年发布的，提出了女性在40岁以后每年乳腺检查的策略，也是此后多个国家筛查策略制定的基础。但是，2015年ACS基于筛查的成本效益比对这一沿用多年的筛查策略提出了微调，涉及老年部分的调整后建议是，建议整体健康状况良好且预期寿命超过10年的老年人参与乳腺筛查。

同时，无论是ACS的筛查指南，还是各个学术组织发布的各类筛查指南或共识，对老年部分都提出了"个体化"建议，建议根据基本健康状况和预期寿命个体化制定老年乳腺癌筛查策略。《中国老年乳腺癌治疗专家共识（2018）》也具体地给出了建议：在身体条件许可的情况下建议每年参加乳腺癌筛查。

前面的"预期寿命超过10年"和"个体化对待"这些名词，其实都想表达一个建议，那就是：老年人身体条件的异质性很大，不要设定年龄限制。如果整体来说还是健康的、活动自如的，就要像年轻人那样去对待，以超声结合钼靶的方式，每年做乳腺检查；如果总体健康状况较差，或者预期寿命有限，那就不必勉强。

◇ 老年乳腺癌的筛查更强调乳腺自我检查

基于乳腺自我检查（breast self-examination，BSE）并不能降低乳腺癌死亡率，ACS筛查指南早在2005年就去除了BSE这个方法，2015年更是去除了临床乳腺检查（clinical breast examination，CBE）方法。ACS指南去除这两项推荐是基于西方国家40岁以上人群每年钼靶筛查的研究数据和医疗政策做出的改变。

对于我国目前的医疗现状来说，还没有做到适龄女性都参加每年的乳腺超声或钼靶检查，老年女性的定期筛查率则更低。这种现实情况下，乳腺自我检查还是有重要意义的。实际上，有很多老年人就是在看了科普节目后，自己学着检查乳腺从而及时发现了乳腺肿瘤。而且，老年女性的乳腺组织比年轻人密度低、更松弛，更容易触诊发现肿块。所以，BSE对于老年乳腺癌的筛查来说，意义更为重大。

现阶段，我们建议所有女性朋友每个月自己检查乳腺一次，绝经前人群可以在月经干净后检查，老年女性可以在每个月的第一天检查。检查时采用手指手掌伸平，用中间三指的指腹在乳腺表面边按压边滑动的方法。

综上所述，我国乳腺癌筛查的建议是以超声为主（40岁以上女性每年一次超声检查）、钼靶为辅。即便是65岁以上的老年女性，也不必拘泥于年龄，如果整体健康状况良好，且预期寿命超过10年，则采取类似于年轻人群的筛查方式，每年一次超声检查，辅以钼靶检查。同时，因老年女性的腺体疏松，触诊更容易发现乳腺结节，所以，希望老年女性更重视每个月一次的乳腺自我检查。

13. 男性也会得乳腺癌，男性乳腺癌多见于老年患者

- 男性体内也有雌激素，男性也会出现乳腺发育
- 老年男性出现乳腺包块要高度警惕乳腺癌的发生
- 和男性乳腺癌相关的风险有哪些

以上讲了很多老年乳腺癌的知识，可能大家有个思维定式，觉得乳腺癌都是女性得，这些知识要讲给妈妈们听。其实，男性也会得乳腺癌。和女性不同的是，女性乳腺癌的峰值年龄在50岁左右，男性乳腺癌几乎

都发生于老年群体中。

　　文献报道男性乳腺癌占全体乳腺癌的1%，也就是每100例乳腺癌中有1例是男性。因为大家更关注女性乳腺癌的普查、宣教，使得大家放松了对男性乳腺癌的警惕，加上男性发现乳腺异常也不愿意说，使得男性乳腺癌的分期往往比女性乳腺癌更晚一些。

◇ 男性体内也有雌激素，男性也会出现乳腺发育

　　有人可能会奇怪，男性有乳腺吗？男性体内也有雌激素吗？是的，男性也有乳腺组织，但一般他们的腺体都呈萎缩状态。同时，每个男性体内也都有雌性激素的存在，只是量非常少。如果体内的雌激素增加，或者男性乳腺内的雌激素受体敏感性增加，都会导致男性的乳腺发育。很多青春期的男生会发现自己的乳头下方有一部分乳腺组织，或者描述为乳房摸到软软的包块，尤其是比较胖的男生会更明显，这种情况多数是男性乳腺发育。这个时候很多家长会很担心，查很多性激素相关指标，其实他们的性激素水平是没有问题的，男性性征也没问题，只是乳腺局部的受体反应性强造成的局部症状，需要调整饮食结构，注意多运动。

◇ 老年男性出现乳腺包块要高度警惕乳腺癌的发生

　　青年男性发现乳腺包块最常见的原因是男性乳腺发育；而老年男性出现乳腺包块则要高度警惕乳腺癌的发生，因为男性乳腺癌多数发生在老年群体中（图49）。

　　和女性的乳腺癌表现类似，男性乳腺癌最常见的临床表现也是乳腺无痛性质硬包块，也可能会有乳头溢液等表现。但因为男性的乳腺腺体很薄，仅在乳头后方有很少的腺体存在，所以男性乳腺长了包块很容易出现皮肤粘连、乳头内陷等皮肤表现。此外，腺体组织少，那么从腺体

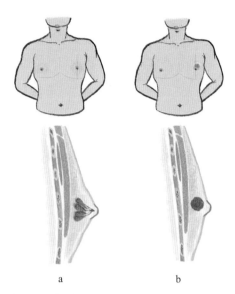

图49　男性乳腺发育（a）与男性乳腺癌(b)

到腋窝的淋巴管距离也就短，所以男性乳腺癌更容易发生腋窝淋巴结转移，病期会偏晚。

◇ **和男性乳腺癌相关的风险有哪些**

男性乳腺癌的发病机制和女性的类似，也分受体阳性乳腺癌和受体阴性乳腺癌，就是说也会有一部分男性乳腺癌是依赖雌激素类型的。对待这种类型的男性乳腺癌也一样是降低雌激素治疗。从这个角度来说，如果老年男性出现了男性乳腺发育，出现了乳腺增生，尽管这时候并没有诊断为乳腺癌，也需要高度重视，密切观察，因为身体已经提醒你，你的乳腺组织对雌激素敏感，可能受体比较活跃。

此外，在女性乳腺癌高危因素中提到的那些方面，对于男性来说也同样适用。特别提醒的是，家族中有多位乳腺癌患者的情况下，与她们有血缘关系的男性也同样是高危人群，家族中的男同胞也同样需要关注乳腺、定期做乳腺筛查。

14. 作为子女，带老人定期体检是最大的关爱

■ 体检是提高生存率最有效的方法

■ 体检也是改善生活质量最有效的方法

■ 作为子女，带老人定期体检是最大的关爱

中国的乳腺癌高发年龄有两个，一个是45岁左右，另一个是65岁左右。45岁左右的人群一般还在工作状态，每年体检完成度比较好，而65岁以上的老年人却是体检完成度最不好的人群。

老年人很少做体检的原因有很多，不愿意花钱、嫌麻烦、没人陪，或者觉得检查出来也没用。下文首先就说说，乳腺体检到底有没有用。

◇ **体检是提高生存率最有效的方法**

前面讲过乳腺癌的TNM分期，也讲过了5年生存率问题。如果是0期，5年生存率可以达到99%以上，那是什么概念呢？就是这个癌症几乎不会影响生存。如果是Ⅰ期、Ⅱ期，我们称之为早期，生存率也在95%左右。一旦到了Ⅲ期，5年生存率一下子就掉到了70%左右。

这Ⅰ、Ⅱ、Ⅲ期的分期是由乳腺肿瘤情况和腋窝淋巴结情况决定的，如果老年人能够做到每年体检，尽早发现肿瘤，不让结节长到那么大，不让淋巴结出现转移，她们的分期就会比较早，生存期就会比较长。我

们的家中宝就能更长地陪伴我们。

此外，前面说过，老年乳腺癌的特点是常常因延误就医导致局部情况偏晚，但肿瘤性质往往没那么恶。所以，那些怕体检查出乳腺癌也就晚了的老年人不必担心，老年乳腺癌很少是局部肿瘤很小就已经转移了的情况。老年乳腺癌的转移往往都是耽误的时间太长了才导致的。

所以，老年朋友如果爱护自己、青年朋友如果爱护自己的家中宝，就鼓励老年人每年乳腺体检。前面说过，超声是最简单易行又经济有效的乳腺检查方法，花费不多、检查起来不麻烦，没有射线，还能尽早发现问题解决问题，可以说是提高生存率最有效的方法了。

◇ **体检也是改善生活质量最有效的方法**

老年人不愿意体检还有一个顾虑，觉得体检出来估计就得做手术，这么大岁数了还做手术，太受罪了。有的还会说，我都90岁了，我还有别的病，估计这乳腺癌要不了我的命，算了，不治了。

老年乳腺癌在很早期的时候，肿瘤不大，做一个局部扩大切除手术就行了，那就像切一个脂肪瘤一样简单。一旦耽误了，时间长了，肿瘤可能就长大到无法局麻手术切除，必须全麻把整个乳腺切除，再加上老年人的基础疾病，那时才是真正的困境。还有的老年患者，长大到几乎占据全乳了，连做全乳切除都不行了，局部开始溃烂出血，那种肿瘤溃烂后的恶臭是整个病房都难以承受的。到了那一步，不是困境，是灾难。

所以，在我们无法完全攻克肿瘤的今天，我们做不到让心爱的人永不得病，但我们可以让心爱的人去做乳腺检查，如果发现疾病，尽早治疗，不仅可以活得长久，还能有质量地活。

◇ **作为子女，带老人定期体检是最大的关爱**

在物质生活不断丰富的今天，可口的食物、舒适的衣物已经是生活标配，很多人看望老人时就给家里的老人买补品来表达关爱，甚至还有一些老人会被别人鼓动花很多钱买所谓的补品。

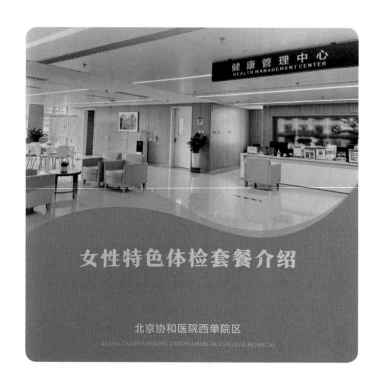

其实，补品不一定能给老人们带来健康，定期体检才能带给老年人最大的关爱。绝大多数肿瘤都是早期发现会带来最大的获益，乳腺癌也是如此，老年乳腺癌尤其如此。老年朋友们如果能够做到定期检查乳腺，也许能够早期发现病变，把将至未至的危险扼杀在萌芽，避免乳腺癌的发生；又或者能够发现早期乳腺癌，用一个简单局麻手术解决问题，创伤小、效果好；即便是肿瘤比较大，也无需放弃，该吃药就吃药，老年乳腺癌很好治，只要不是耽误得太久。

看了这本科普书籍，能够初步了解乳腺癌知识、能够科学看待防癌治癌，从而不恐惧、不放弃，从此用陪伴和鼓励对待家中老人，那就是本书最大的成就。

15. 临床试验是相对安全的，值得拥有

最后，想简单谈一下临床试验。一提到临床试验，就会有人说：那不就是"小白鼠"吗？小白鼠参与的是动物实验，临床试验是针对人的，完全是两回事，二者的安全性是有天壤之别的。

我们在生活中或者医院里常常听到的临床试验是Ⅲ期临床试验。一个药物，或一种治疗方法，要想被全行业承认、被国家承认，取得合法资格，是需要非常复杂的过程的。用药物来举例的话，前期要耗费大量的时间和财力去研究机制、细胞水平验证、动物实验验证，然后才可能开始临床试验。首先开展Ⅰ期临床试验，然后Ⅱ期，最后才是我们经常听到的Ⅲ期临床研究。所以，进入Ⅲ期临床研究的药物或方案是经过安全性验证的，是为了进一步确认疗效而进行的研究。

Ⅲ期临床研究想要验证的药物或治疗方案，除了是安全的，往往也是有效的。一个药物只有前期研究结果是安全而有效的，才能进入Ⅲ期研究，从而获得更完备的资料、更有说服力的结果。一个治疗方案呢，也必然是研究者从自己的临床经验出发或者既往的证据出发初步证明安全有效的，才可能扩大样本量，在更广泛的人群中进一步去论证。从这个角度出发，参加临床试验的人不必担心自己会接受了一个错误的药物、错误的方案。

虽然Ⅲ期临床研究是基本安全的，但我为什么要参加它呢？我用现

有药物、现有方案不好吗？是的，不够好，现有药物和方案不够好，或者希望它更好，就是开展临床研究的目的。比如 HER2 阳性乳腺癌，从前的治疗效果不好，于是开展研究希望找到更好的药物和更好的方案。再比如受体阳性乳腺癌，从前的治疗效果也挺好，但是希望让它更好，于是也开展研究发现高危人群延长治疗效果能够更好。从这个角度来说，临床研究提供的药物和方案往往是比现有治疗更好的。所以，有人会说，我参加临床研究是"献身"了，其实不然，参加临床研究使很多人获得了目前常规途径无法获得的治疗药物和治疗方法。

这么说来，III 期临床研究又是安全、又是有效、还能获得新药、部分还免费，全是好处没有缺点吗？临床试验，毕竟是个试验，是因为不够明确才去试验，虽然多数结果是验证了研究者设想的正确，但少数情况下得出了阴性结果，也就是结果不是研究者设想的那样，或者说论证失败了。即使失败了，也不会让参加者面临不可控的风险中，因为临床试验都是需要医学伦理批准的，医学伦理就是要求临床试验设计合理，尽量减少参加者风险的。

通览至此，可能不难看出，老年乳腺癌的治疗尽管有一些特殊之处，但远远没有形成一套有针对性的治疗策略。老年乳腺癌患者年龄大、基础疾病多、老年评估结果各异，疾病表现也与较年轻的患者有所不同，因此，老年乳腺癌急需自己的治疗方案和策略。而治疗方案和策略的制定是需要临床试验的结果作为证据的。老年乳腺癌的临床研究非常不足，证据也很不足，所以目前多数还是采用一般人群的方案和策略。希望未来能有更多的研究纳入老年乳腺癌患者，也能有更多的老年患者走入我们的研究，让我们共同努力，在改善老年乳腺癌患者的生存预后和生活质量的努力中相携相伴、与汝偕老。

笔者心语

——读一本书，学习乳腺知识，做自己的乳腺保健医生

虽然我是一名医生，但我只是一名乳腺外科医生，更多时候我是一名患者或患者家属。所以，我也经常在网上搜寻我需要的其他专科的知识。比如，儿童哮喘、中年脱发、踝关节损伤的防治。作为一名患者，我希望搜寻到科学的、系统的、实用的知识；作为一名医生，我希望能给出科学的、系统的、实用的知识。就这样想着，我写了这本书。

写的过程中，我的精神和身份不断分裂变换，一会儿想作为医生我最想告诉大家什么，一会儿幻想我是患者我能不能听懂、感不感兴趣。当我最终写完，我的身份幻想终于定格在一个一手端着杯子、一手捧着书的美丽背影身上。对，爱看书、爱知识、爱自己、爱家人的女性都是美丽的。我迷之自信地感觉到，美丽的你们都能读懂书中的知识，这些知识都能帮助到你们。

最后，还能说什么呢？来告诉我你的感受吧，如果你把这本书完整读完还没有扔，如果你读了两遍之后感觉可以做自己的乳腺保健医生了，如果你读完这本书能够帮助到你、帮助到你的家人，甚至愿意把她推荐给你的朋友，我就会更加自信地说，等我写下一本。

后　记

——关于信任

关于信任，是我从医这些年来最想和患病的朋友们聊的话题。这个话题，既不是科普知识，也算不上写作心路，但我觉得它堪称一味良药，所以，执着地想与诸君分享。

为了最大限度地保持原貌，我没有摘抄下面这则短信，而是采用了图片的形式。

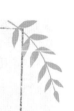

　　昨天对您们来说，就是日常的一台手术；而对我来说是身体的一次小重生，认知的一次升华，终极问题的一次直面。从第一次B超发现问题到昨天，心态和认知经历了三个节点：与林燕教授的三次见面。

　　第一次是带着满脑子问题去的；第二次问题已经不重要了，充满了一股力量——相信的力量；第三次当林主任告诉我手术方案：保乳。先是有一丝意外的惊喜，等平陆大夫再讲完全部方案后，我已经提不出任何问题了，就觉得不论哪种结果都是最好的结果。

　　还有一点非常感慨："说你所做的，做你所说的"这句话，很多行业、单位挂在嘴上，贴在墙上。协和乳腺外科住院四天的体验：这里落实在行动上。

　　总之，这次生病的精神收获远远大于身体病痛，这就是向林教授团队的您们，不吐不快的原因。

　　祝好，打扰见谅！

作为一名患者，看到的医生都是心智强韧型的，一定觉得这样的短信发出后就石沉大海、毫无波澜吧。其实，作为一名医生，每一次都会被这样的表白所打动，从而更加殚精竭虑。与其说信任给予患者力量，不如说信任给予我们双方幂之力量。

每当看到患者给我这样的短信，我都能想起自己的几次就医。心内科的教授、妇产科的教授、麻醉科的教授、耳鼻喉科的教授、眼科的教授……他（她）们有共同的气质：从容、温暖、坚定、有力。每一次被帮助，或者哪怕是在诊室里看着他（她）们和前一位患者交谈，我都对自己说，我也要做那样温暖而有力的医者。每一次，这些前辈（有些年龄可能和我相近）都让我感受到了信任的力量。

其实，人与人之间哪有一见倾心的信任，何况素不相识的我们。当我们生病了，在网上查了一些不知是真是假的评论之后，选择了一位医生来就诊，通过短暂的交流就要确定是否要以性命相托，听起来是不是有点像撞大运？那再想想我们的婚姻，在20多岁的青葱年纪，一年半载的不定时相处，就以涉世未深的眼眸定下那个共度一生的人。你相信他了，就靠这相信的力量努力过好日子，而那个被你信任的人也想努力不辜负你的信任。信任，是一笔最大的财富，每个有良知的人收到这么大一笔财富，都不想辜负那个给出财富的人，除非他根本就不想要。这么说来，医患如同婚姻，无论你托付的是性命还是一生，选择了，就去信任。

信任，不能保证一定婚姻幸福，也不能保证手术顺利，更不能包治百病。但信任可以使我们在深陷泥沼时毫不犹豫地抓住递来的绳索，信任使我们在暗夜里追随那一道光，让我们有力量、有勇气打败困境、走向光明。

最后，请相信，当你毫不犹豫地抓住绳索的时候，医生和患者，你和我，就是一条绳上的泥猴了，从此我们休戚相关、荣辱与共。

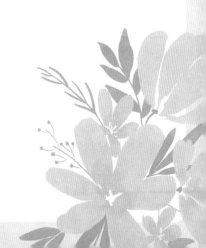